放疗：你不可不知的癌症治疗利器

主编 李 涛 吕家华 李林涛

四川科学技术出版社

图书在版编目（CIP）数据

放疗：你不可不知的癌症治疗利器 / 李涛，吕家华，李林涛主编. -- 成都：四川科学技术出版社，2023.3
ISBN 978-7-5727-0927-2

Ⅰ.①放… Ⅱ.①李… ②吕… ③李… Ⅲ.①肿瘤 –放射疗法 Ⅳ.①R730.55

中国国家版本馆CIP数据核字(2023)第047532号

放疗：你不可不知的癌症治疗利器

FANGLIAO: NI BUKE BUZHI DE AIZHENG ZHILIAO LIQI

主　编　李　涛　吕家华　李林涛

出 品 人　程佳月
策划组稿　钱丹凝
责任编辑　税萌成
封面设计　筱　亮
责任出版　欧晓春
出版发行　四川科学技术出版社
　　　　　成都市锦江区三色路238号　邮政编码 610023
　　　　　官方微博 http://weibo.com/sckjcbs
　　　　　官方微信公众号 sckjcbs
　　　　　传真 028-86361756
成品尺寸　145mm×210mm
印　　张　4.5　　字数 100 千
印　　刷　成都市金雅迪彩色印刷有限公司
版　　次　2023年3月第 1 版
印　　次　2023年3月第 1 次印刷
定　　价　38.00元
ISBN 978-7-5727-0927-2

邮购：成都市锦江区三色路238号新华之星A座25层
邮政编码：610023　电话：028-86361770

本书编委会

主 编

李 涛　　吕家华　　李林涛

副 主 编

王先良　　江庆华　　张德康

编 委（按姓氏笔画排序）

王 春	四川省肿瘤医院
王先良	四川省肿瘤医院
白寒松	四川省肿瘤医院
匡 浩	四川省肿瘤医院
吕家华	四川省肿瘤医院
江庆华	四川省肿瘤医院
江格非	四川省肿瘤医院
买尔比亚	四川省肿瘤医院
李 涛	四川省肿瘤医院
李林涛	四川省肿瘤医院
李厨荣	四川省肿瘤医院
张啸龙	四川省肿瘤医院
张德康	四川省肿瘤医院
郑秀梅	四川省肿瘤医院
聂昕宇	四川省肿瘤医院
贾洪源	四川省肿瘤医院
殷 利	四川省肿瘤医院
唐丽琴	四川省肿瘤医院
梁 龙	四川省肿瘤医院
彭姗姗	四川省肿瘤医院
漆云翔	四川省肿瘤医院
熊 静	四川省肿瘤医院
潘诗怡	四川省肿瘤医院

序言一

放射治疗（以下简称放疗）是恶性肿瘤最主要的治疗手段之一，是综合治疗的核心，在恶性肿瘤治疗中，约有70%的恶性肿瘤患者会用到放疗。据统计结果显示，即使每年接受放疗患者的比例在不断提高，但仍有相当比例本该接受放疗的患者未接受放疗。因此，继续增加放疗在肿瘤综合治疗中的参与度及可行性，提高普通民众对放疗的认知十分重要。

当前普通民众对放疗十分陌生，一旦发现肿瘤，第一反应就是手术切除，要是失去手术机会就不知道怎么办。很多人错误地认为只有晚期肿瘤才需要做放疗，一旦医生让做放疗就代表已经是肿瘤晚期。实际上放疗的作用并不亚于手术，放疗可以在术前、术中、术后进行，也可以联合化疗、免疫治疗、靶向治疗，在某些肿瘤的治疗效果上更是优于手术。许多民众由于对放疗未知而误解甚至恐惧放疗，认为放疗有辐射；怀疑放射线摸不着看不见，能否杀灭肿瘤；担心放疗后会出现副作用等。目前已出版的放疗科普著作较少，亟须编写一部简洁易懂的恶性肿瘤放疗科普图书作为放疗科普的工具。

本书用通俗易通的语言，将放疗这种治疗方式生动形象地展示在公众面前，并着力于普通老百姓的现实需求，重点阐述什么是放疗、为什么要做放疗。对放疗过程中的一系列问题都给予了科学、实用、详尽的解答。本书的撰写与推广，可以向公众普及肿瘤放疗科普知识，以期提高放疗知晓率，提升应放疗患者的治疗比例。让准备接受放疗、正在接受放疗和已经接受放疗的患者和家属少走弯路，帮助他们更好、更全面地了解放疗相关知识，让肿瘤患者愿意去做放疗，不再畏惧放疗，摆脱恐惧情绪，积极配合治疗，最终实现延长恶性肿瘤患者生存时间、提高生活质量的目标。通过一代又一代放疗工作者的不懈努力，希望能在不久的将来和患者一同真正实现：无惧肿瘤，拥抱健康！

中国工程院院士
山东省肿瘤医院院长

序言二

　　放疗作为目前肿瘤治疗的三大主要手段之一，既可单独使用，也可与手术、药物治疗等联合使用。约 70% 的癌症患者在疾病的不同阶段需要进行放疗。但目前我国每百万人口放疗设备的保有量仅为 1.5 台，距离世界卫生组织建议的 2~4 台还有一定差距。

　　除了放疗设备的短缺以外，放疗人才的培养及患者／大众的健康教育也是目前亟待解决的问题。只有让更多的患者／大众对放疗有正确的认识，在疾病发生发展过程中清楚了解可以选择的治疗方式有哪些，才能选择更适合自己的治疗方式。许多患者在确诊癌症时往往认为只有手术这一种治疗方式，并不知晓放疗的治疗效果，甚至有些患者和家属错误地认为放疗是要通过火烧、电烤等极端手段来治疗肿瘤，对人体伤害极大。为此，作为放疗从业者，我们有义务在治病的同时将现代放射治疗的原理、优势、理念进行全方位普及、报道和推广。

　　目前市面上的放疗科普图书林林总总，质量参差不齐。有的图书太过专业化，将科普书籍写成了专业书籍，患者、家属和普通民众根本看不懂；有的图书对放疗介绍得不够深入和前沿，将以往陈旧的技术和数据直接照搬，反而误导了患者；还有的图书通篇只有文字，犹如记录文书一般，让人很难有兴趣读下去。为此，在四川省肿瘤医院李涛教授团队倾力协作下，这本《放疗：你不可不知的癌症治疗利器》应运而生。这本书不仅全面介绍了放疗的前世今生及未来的发展趋势，还站在患者的角度进行了解惑释疑，并邀请亲身经历过放疗的患者来讲述他们利用放疗抗癌的故事，让过来人谈谈自己对放疗的感受，更能引起患者和家属的共鸣。同时，本书还介绍了患者在整个放疗流程中应该如何配合治疗，以及各部位肿瘤放疗可能发生的副反应及后期康复的方法，对于即将和正在接受放疗的患者／家属来说，非常具有实用价值。整本书深入浅出，并配以很多生动的漫画图示，让患者及家属容易理解。相信本书出版发行以后，将对我国肿瘤放疗科普及患者健康教育起到积极的推动作用。

中华医学会放射肿瘤治疗学分会第十届主任委员
北京大学第三医院放疗科主任

序言三

　　放疗是指利用聚焦的、高能量的放射线，破坏肿瘤细胞的遗传物质 DNA，使其失去再生能力从而杀伤肿瘤细胞。放疗作为治疗肿瘤的一种重要手段，已经有一百多年的历史，绝大多数肿瘤在治疗的不同阶段都需要用到放疗，因其在肿瘤的治疗中效果显著，更是被誉为"隐形的手术刀"。

　　然而，在实际就诊过程中，很多肿瘤患者对于放疗仍持怀疑态度，有的患者甚至表现出害怕、抗拒的情绪。首先，绝大多数人对于放疗不够了解，信息获取渠道少，往往只能通过上网查阅、病友咨询等方式获得对放疗的基本印象。其次，医生对患者的讲解不够全面细致、通俗易懂，导致信息不对等，患者畏惧放疗。另外，市面上有关放疗的科普图书质量参差不一，网络上的信息真假参半，患者辨别专业和有用的信息不仅费时费力，还有一定难度。因此，一本兼具专业性和通俗性的放疗科普图书正是我们目前急切需要的。

　　与其他放疗书籍不同，本科普图书旨在运用浅显易懂的文字与生动形象的图画向广大普通老百姓解释什么是放疗、为什么要放疗，以及放疗在治疗肿瘤中的作用等。本书编写的初衷是为成千上万饱受恶性肿瘤折磨的患者提供关于放疗的科学知识，希望患者和家属改变错误的观念，从多角度来正确看待放疗，对放疗有一个综合的认识。相信随着本书的出版发行与推广，患者和家属会学习到更多有关放疗的知识，体会到放疗在肿瘤治疗中的重要性，从而克服对放疗的畏惧心理，增强战胜肿瘤的信心，最终选用合适的治疗方法来延长患者的生存时间。愿在不久的将来，越来越多的肿瘤患者能够通过放疗来提高生活质量，延长预期寿命，甚至治愈肿瘤。

中华医学会放射肿瘤治疗学分会
第八届主任委员

序言四

　　2020 年全球新诊断的癌症病例约 1 929 万例，其中中国新诊断癌症 457 万例，占全球的 23.7%，癌症新发人数远超世界其他国家，新发病例中排名前三的是肺癌、乳腺癌和结直肠癌。全球因癌症而死亡的人数约 996 万人，其中中国癌症死亡人数约 300 万人，约占全球癌症死亡总人数的 30%，癌症死亡人数位居全球第一，死亡病例中排名前三的是肺癌、结直肠癌和胃癌。我国癌症发病率高主要是与不良生活方式有关系，如吸烟、饮酒和烫食等，同时，防癌知识普及率低也是原因之一。死亡率高主要是早期癌症难以发现，患者就诊时大部分都是中晚期，且我国治疗的疗效与发达国家相差较远，如欧美国家 5 年生存率为 70% 左右，而我国仅为 40% 左右。预防和治疗癌症成为我国广大卫生和医务工作人员的主要任务，因此，国家提出健康中国 2030 年重大行动癌症防治四大核心目标：癌症总体 5 年生存率 ≥ 46.6%；癌症防治核心知识知晓率 ≥ 80%；高发地区重点癌种早诊率达到 55% 并持续提高；高危人群基本实现定期参加防癌体检。实现了这四大目标我国的癌症发病率和死亡率将大大降低。

这四大目标中，与医生和患者相关的是如何提高癌症的 5 年生存率，目前治疗癌症的方法就是手术、放疗和药物治疗三种手段。文献报道癌症治愈中手术的贡献度是 49%，放疗的贡献度是 40%，药物治疗的贡献度是 11%，目前大部分文献报道要进一步提高癌症的治愈率尤其是中晚期癌症的治愈率需要将这三种手段有机结合，也就是对癌症要进行合理规范化的治疗。这三种治疗手段中手术治疗和药物治疗对于广大人民群众来说是耳熟能详的，对放疗就知之甚少了，这主要是与放疗的开展对医院、人员要求较高有关，例如人员就要求必须有医生、物理师、工程师、护师和技师，同时设备昂贵很多医院难以负担。随着近年来我国经济水平的提高，放疗设备也有了明显的增加，据 2021 年统计我国放疗设备为 1.5 台 /100 万人口，与美国的 14.1 台 /100 万人口、日本 10.4 台 /100 万人口、德国 9.5 台 /100 万人口相差甚远。美国联邦医疗局的数据显示，所有的癌症患者中 70% 要接受放疗，接受放疗的患者中 70% 是根治性的，根治性放疗的癌症患者 70% 得到了根治，而在所有癌症治疗的开销当中，用于放疗的费用不到 5%，即我们用小于 5% 的社会资源，治愈 / 参与治愈了 35% 的癌症患者，更不用提它在其他如姑息治疗方面的作用，故放疗是癌症治疗的重要利器之一。本书的所有作者均是每一天和放疗患者、放疗设备打交道的医生、物理师、工程师、护师和技师，全书采用了尽可能让广大人民群众看得懂的语言说明放疗是如何治疗癌症的，希望能为健康中国 2030 行动尽微薄之力，帮助到更多需要帮助的人。

四川省肿瘤医院放疗科（放疗中心）主任
中华医学会放射肿瘤治疗学分会常务委员

目 录

第一章
癌症患者为什么需要做放疗

第一节　什么是放疗？放疗与手术、化疗等有何区别？

　　肿瘤的发生发展往往是个漫长的过程，肿瘤的治疗更是一个漫长的过程。随着社会的发展与科技的进步，现在肿瘤治疗的方案已经非常成熟，从手术到放疗、化疗、靶向治疗再到如今火热的免疫治疗，这些方法在肿瘤治疗的领域中都发挥着重要的作用。

　　手术是治疗肿瘤最古老的方式，在没有麻醉与无菌观念之前，手术是一项治愈率低、死亡率高，对患者极其残忍和痛苦的治疗。随着麻醉学的发展，1846 年，威廉·T. G. 莫顿使用乙醚麻醉成功地切除了患者的颈部肿瘤。1867 年，约瑟夫·李斯特将路易斯·巴斯德的无菌观念用到外科手术，极大地减少了手术患者术后的感染率和死亡率。1882 年，威廉·霍尔斯特德首次采用手术治疗肿瘤，即乳腺癌根治性乳房切除术。当今社会，随着科学水平与医疗条件的提高，以及外科医生专业知识水平的进步，手术成为治疗肿瘤的一种重要方式。当患者在医院被确诊为肿瘤时，常常首先想到的是找外科医生一刀切，但是肿瘤的治疗往往不同于寻常外科疾病，想要取得最好的疗效，一定要根据肿瘤情况选取最合适的治疗方式。在国外，大约 30% 的恶性肿瘤患者需要进行手术，而剩下 70% 的恶性肿瘤患者均需接受放疗，那放疗是个什么东西呢？放疗的由来是什么呢？放疗是怎么治疗肿瘤的呢？后续内容会为大家一一揭开放疗神秘的面纱。

1895 年，伦琴发现了 X 线，1896 年即用 X 线治疗了第 1 例晚期乳腺癌。1896 年居里夫人发现了镭，1913 年成功研制了 X 线管，可控制射线的质和量，1922 年生产了深部 X 线机。1934 年应用常规分割照射，沿用至今。1936 年 Moottramd 等提出了氧在放射敏感性中的重要性。1951 年制造了钴 60 远距离治疗机和加速器，开创了高能 X 线治疗深部恶性肿瘤的新时代。1957 年在美国安装了世界上第一台直线加速器，标志着放射治疗成了完全独立的学科。1959 年 Takahashi 教授提出了三维适形概念。20 世纪 50 年代开始应用高能射线大面积照射霍奇金淋巴瘤，使其成为可治愈的疾病。20 世纪 70 年代随着计算机的应用和计算机断层扫描（CT）、磁共振成像（MRI）的出现，制造出三维治疗计划系统和多叶光栅。多叶光栅可调节 X 线的强度，开创了放射治疗技术。上述就是放疗技术的发展由来，随着社会与科技的发展，如今的放疗技术形成了一个庞大的家族，主要"成员"包括常规放疗、三维适形放疗（3D-CRT）、调强放疗（IMRT）、立体定向放疗（SBRT）、影像引导放疗（IGRT）、自适应放疗（ART）、剂量引导放疗（DGRT）、质子 / 重离子放疗以及近距离放疗等（后面章节会详细为大家讲述）。这些"成员"奋斗的目标只有一个：将肿瘤消灭掉，同时保护好正常组织，也就是避免伤及无辜。

就像临床医学分为内科学和外科学一样，放射治疗也有内外之分，分为内照射和外照射。对于内照射和外照射的定义，这得从射线说起，从射线的进攻路线说起。一种方式是放射源从体外进行照射，射线穿过体表，进入人体内部，最终照射到肿瘤上，将肿瘤消灭掉，这种方式称作外照射。另一种方式是将放射源直接放入肿瘤内部（粒子植入），或放入肿瘤邻近管腔（气管、食管、阴道等）进行放疗。从肿瘤内部进行照射，称作内照射，内照射所用的放射源射线射程短、穿透力低，其优点是肿瘤组织可以得到较高剂量的照射，而远处正常组织的照射量低从而使正常组织得到保护。上述过程，就像对一座城市发起进攻，有的部队是从城外攻进城内；有的部队是直接空投到城内对敌人发起攻击，也像是从内部进行爆破。"工欲善其事，必先利其器"，外照射常用的设备有钴炮（基本上"退休"）、电子直线加速器（LA）、γ刀、射波刀等；内照射常用的设备是后装治疗机。什么是后装呢？我给大家一个很形象的解释：先将施源器放到要照射的区域，然后再将放射源放到施源器中，因为放射源是后来装进去的，因此称作后装。整个过程，就像先放了一个假源，再将真源放进去。也像是先踩点，然后再过去。为什么要这么麻烦，作者的理解是为了保证治疗的准确和安全。

除上述分类方法，放疗还可以分为术前放疗、术中放疗和术后放疗。那这几个又有什么区别呢？我们首先来说术前放疗，术前放疗较适用于肿瘤体积大、周围粘连浸润明显、单纯手术切除困难者，也就是说在一定情况下术前放疗可以将不能手术的患者转为能手术的患者；术中放疗是指在手术暴露且不能切除肿瘤的情况下，对瘤床、残存肿瘤、淋巴引流区或原发肿瘤在手术中给予一次剂量照射，相当于将放射源对准肿瘤会复发的位置及其淋巴引流区进行精准照射，可以保证肿瘤患者接受放射剂量的准确性，也能够保护周围正常组织；术后放疗，在临床上较为多见，很多患者经手术可以了解肿瘤大小、周围组织粘连及侵犯的情况、淋巴结的转移个数，以及手术中切除是否干净等信息。对于切缘阳性、淋巴结清扫不彻底或转移个数多、肿瘤有残留等高危复发转移的肿瘤患者，放疗是手术后有效的局部治疗手段，能降低局部肿瘤复发率、转移率，以期望提高患者总的生存率。

近代抗肿瘤化疗药物治疗学只有一百多年的历史，是医学领域里比较年轻的学科。1942年——发现了第一个抗肿瘤药物氮芥；1948年——发现抗代谢类肿瘤药物；1955年——长春碱类药物用于临床，开创了植物类抗癌药物发现的历史；1956年——放线菌素D治疗绒癌和肾母细胞癌取得了疗效，又发现了抗肿瘤抗生素；1957年——合成了环磷酰胺（CTX）、氟尿嘧啶，至今它们仍是临床常用的抗癌药；1957年——分离出阿霉素（ADM），扩大了抗肿瘤的适应证；1971年——顺铂（DDP）应用于临床后逐渐扩展其使用范围，对多种肿瘤均有较好的疗效，目前第二、三代铂类抗癌药也已上市。近20年，尤其是近10年来抗肿瘤药物发展更加迅速，第三代抗肿瘤药物进一步提高了多种肿瘤的治愈率，如去甲长春碱（NVB）、紫杉醇（PTX）、吉西他滨（GEM）、奥沙利铂（L-OHP）等。化疗是一种全身治疗的手段，化疗药物会随着血液循环遍布全身绝大部分器官和组织。因此，正是因为化疗药物是全身治疗，杀敌一千、自损八百，化疗药物的毒副作用相比于针对局部治疗的放疗要大，但对一些有全身播散倾向的肿瘤及已经转移的中晚期肿瘤，化疗都是主要的治疗手段。

靶向治疗，其实就是指利用分子靶向药物治疗肿瘤。它针对的是肿瘤发生、发展过程中关键的基因、分子，甚至蛋白，阻断肿瘤细胞内赖以生长的信号通路。打个比方，肿瘤的形成相当于少年在成长的道路上走了歪路，而靶向药物的作用就是在这条歪路上设置路障，不让人经过，这样少年就不会变成不良少年了。20世纪80年代以来，随着生物学、基因遗传学、表观遗传学等基础研究的快速发展，肿瘤分子靶向治疗的研究也取得了较大的突破。1997 年，美国食品药药品监督管理局（FDA）批准了全球第一个分子靶向药物利妥昔单抗，用于治疗 CD20 表达阳性的恶性淋巴瘤，由此揭开了肿瘤分子靶向治疗的序幕。1999 年，FDA 批准第一个用于治疗实体瘤的单克隆抗体药物曲妥珠单抗，用于过度表达 HER2 蛋白的晚期乳腺癌患者。2001 年，FDA 批准第一个靶向药伊马替尼（格列卫）上市，用于治疗慢性粒细胞白血病（靶向 BCR-ABL 激活的酪氨酸激酶）。接着，首个靶向于表皮生长因子（EGFR）突变的药物吉非替尼和厄洛替尼获得批准，用于非小细胞肺癌。肿瘤分子靶向治疗就像一把"神奇的手枪"，精确地击中肿瘤细胞上的特异性靶点，从而准确地消灭肿瘤细胞。其优点是具有高度的选择性，能够减少对正常组织的损伤，疗效好。

正常情况下，免疫系统可以清除体内的肿瘤细胞，但肿瘤细胞为了生存，会通过一些机制抑制人体的免疫系统，从而达到免疫逃逸的目的。免疫治疗就是重新激活人体的肿瘤免疫机制，通过自身的免疫细胞精确识别肿瘤，从而达到杀灭肿瘤的目的。近年来的免疫治疗主要包括：免疫检查点抑制剂（PD-1/PD-L1）、肿瘤疫苗、细胞免疫治疗（CAR-T）以及非特异性免疫调节剂。目前临床上主要应用的还是免疫检查点抑制剂，其作用机理主要是 PD-1 与 PD-L1 分别表达在活化的 T 淋巴细胞上与肿瘤细胞表面，两者结合会导致免疫细胞将肿瘤细胞当作正常细胞看待，达到所谓的肿瘤免疫逃逸，而免疫检查点抑制剂就是阻断两者的结合，重新激活免疫系统识别肿瘤细胞的能力，从而消灭肿瘤。近年来细胞免疫治疗在淋巴瘤、白血病中取得了巨大的进步和鼓舞人心的结果，相信今后会有更多的治疗方案用在肿瘤的治疗中。

（聂昕宇）

第二节　癌症患者为什么需要做放疗

接下来，我们一起看看为什么癌症患者需要做放疗，以及放疗是如何在肿瘤治疗中大放异彩的。

要知道，面对肿瘤，向来不能只是单打独斗，而是需要通力合作。这种通力合作不仅是指医生和患者乃至患者家属一致对"癌"，同样也是指将各种治疗手段有机结合进而对肿瘤围追堵截。

提起肿瘤的各种治疗手段，一般人有所耳闻的大概是手术、化疗和放疗，即最为经典的"三驾马车"。随着研究人员的努力以及科学技术的发展，目前还涌现出了热疗、靶向治疗以及免疫治疗等诸多对抗肿瘤的手段。与其他不同治疗方式的组合，使放疗在不同的肿瘤治疗中达到了最大抗肿瘤效应。

一、放疗＋手术

（一）肿瘤手术前放疗

手术往往是患者面对肿瘤的第一选择，在大众的印象中，切掉肿瘤是一劳永逸的方法。然而，在临床工作中，外科医生常常告诉我们："肿瘤太大了，不太容易切干净，建议先做新辅助放化疗，等肿瘤缩小一点再来做手术，这样手术的成功率更高。"这里提到的新辅助放化疗就有放疗的参与。放疗时，放射线照射可以使得本来较大的肿瘤缩小，以提高切除率，达到根治的目的，甚至使部分原本不可手术的肿瘤患者达到能够手术的标准，从而进行手术治疗，由此可见放疗在肿瘤患者手术前的重要作用。

以直肠癌为例，有的直肠癌患者肿瘤大，不易切除干净，或者某些位置较低的直肠癌若先行手术治疗需要切除肛门，然后在腹部人造肛门。肛门切除会给患者的正常生活带来极大的困扰，同时人造肛门对患者来说也有一定的经济负担。但倘若手术前的放疗使肿瘤缩小并控制局部淋巴结的转移，就有可能在保证肿瘤彻底切除的同时保留肛门，使患者正常生活。正因如此，直肠癌目前的标准治疗推荐是术前进行新辅助放化疗，即先进行放疗和化疗，经过评估后再进行手术治疗。有多项研究表明术前新辅助放化疗联合局部加量放疗在低位直肠癌综合治疗中有较大价值。其不仅能够提高手术根治性切除率和保肛率，甚至有高达40%的患者在这种术前治疗结束后发现肿瘤完全消失，从而降低术后复发率，提高治愈率。

（二）肿瘤手术中放疗

肿瘤手术中放疗是指在手术过程中，直接用射线对暴露的关键部位进行照射，以此达到灭杀残余癌细胞的目的。

我们以胃癌为例，在胃癌手术的淋巴结清扫中，胃左动脉根部区域的淋巴结由于周围血管网络异常丰富，在手术过程中容易出血，危险性大，因此该处肿瘤往往不易彻底清除。假如在手术中加用放疗就可以对局部淋巴结中的潜在肿瘤细胞进行杀灭，从而降低术后复发率，延长患者的生存时间。

（三）肿瘤手术后放疗

肿瘤手术后放疗是目前放疗配合手术的最主要的治疗方式，在手术后的辅助治疗中占据着绝对的主导地位。很多患者难以理解，为什么我手术都做了，也做得很成功，手术后还让我去做放疗。需要了解的一点是，恶性肿瘤在体内不是局限在一个部位生长的，癌症的英文名称为"cancer"，取自"螃蟹"之意，为什么用螃蟹来形容恶性肿瘤，就是因为肿瘤组织像螃蟹的爪子一样四处伸展，横行霸道，肆无忌惮，见图1-1。外科手术往往只能切除肉眼可见的"螃蟹身子"，而像"螃蟹爪子"那样四处生长的肿瘤细胞手术就拿它没办法了。这个时候就需要放疗的帮助，术后放疗可以消灭这些肉眼难以分辨的"螃蟹爪子"，从而避免这些残留的"螃蟹爪子"再次长成一只只完整的"螃蟹"。恶性肿瘤令人恐惧的一点就在于它时不时会复发，而复发的主要原因就在于这些残留在体内的"螃蟹爪子"，放疗虽然不能完全消除肿瘤复发的风险，但至少能够显著降低肿瘤的复发率，从而延长肿瘤患者的生存期。由此可见术后接受放疗的重要性。

此外，术后放疗还有一个重要功能就是能够与手术联合从而保留器官。怎么理解呢？我们以乳腺癌为例，传统的乳腺癌根治术需要切除整个一侧乳房包括部分胸肌及腋窝的组织，这种治疗方法虽说是将肿瘤完全切除了，但是术后患者胸部将一直保留一个大坑，切掉的乳房也不会再长出来。对于天生爱美的女性来说，这不仅严重影响了生活品质，还会带来持续性的心理问题。而放疗的介入则给乳腺癌患者带来了保留乳房的

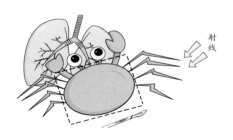

射线

图1-1 恶性肿瘤类似"螃蟹"

希望，目前国内外均已广泛采用"小手术，大放疗"的治疗手段来治疗乳腺癌，即采用肿瘤局部扩大切除，保留乳房的手术，术后再联合放疗对肿瘤所在区域周围及可能转移的部位进行照射。手术联合术后放疗的治疗策略不仅能够保留乳腺癌患者的乳房，保证患者术后的生活质量，还能够达到不亚于乳腺癌根治术的治疗效果。根据复旦大学附属肿瘤医院公布的一组数据，乳腺癌保乳术后放疗患者 5 年总生存率达到 97%、局部控制率为 98%，达到与乳腺癌根治术几乎同等的治疗效果。因此，对于乳腺癌患者，该如何选择治疗方式是不言而喻的。

二、放疗 + 化疗

放疗联合化疗，简称为放化疗，这是目前肿瘤治疗中最常应用的联合治疗手段，是不可否认的经典中的经典。

放疗我们之前讲解了它的工作原理，那么化疗又是什么呢？

简单来讲，化疗就是化学药物治疗的简称，即通过使用化学药物杀灭癌细胞达到治疗癌症的目的。

我们知道肿瘤是可以发生转移的，包括通过淋巴结转移和通过血液转移到其他器官等。就像很多肺癌患者，来到医院就诊时往往不是因为胸部感觉不舒服，而是因为某个骨头疼痛或者大脑局部受压感到不适。当肿瘤出现远处转移时，肿瘤的分期基本上就已经达到晚期了。对于晚期恶性肿瘤，手术就不再是临床医生的首选治疗方式了，这时候最适合患者的治疗方式则是放疗联合化疗。放疗是局部治疗，射线在放疗医生的手中就像一把手术刀，能精准地切割在 CT 和（或）MRI 图像上可见的肿瘤病灶，达到捣毁肿瘤组织大本营的效果。但是当肿瘤已经出现转移时，肿瘤原发灶与转移灶两个大本营之间不知已经偷偷建立了多少联络补给通道，这些 CT 或 MRI 图像上不可见的"羊肠小道"显然不是放疗能够解决的，这时候就需要化疗来进行广泛的火力覆盖。化疗药物或通过口服或通过静脉进入体的血液循环中，跟随血液的流动走遍全身，广泛地击毁肿瘤组织散落在外的"游兵散勇"。如果用士兵来形容化疗药物，他们勇敢地在体内与癌细胞战斗，那么放疗就更像是火力强劲的洲际导弹，一击致命，直捣黄龙。在面对恶性肿瘤的"现代战争"中，"士兵"和"导弹"缺一不可，两者联合才能发挥最大的功效，见图 1-2。

作为肿瘤治疗中最常见的综合治疗手段，放化疗当然不止上面描述的这一点点优势，具体来讲，同期放化疗具有以下几个优势：

（1）空间结合上的优势。也就是前面提到的现代战争手段，放射治疗是一种局部治疗手段，主要是针对肿瘤的病灶，而化疗除了消除原发肿瘤以外，还可以抑制全身可能存在的潜在的转移灶，或者已有的微小病灶。放疗、化疗结合，可谓是有点有面、相得益彰。

（2）时相结合的优势。细胞时时刻刻处于不同的周期，

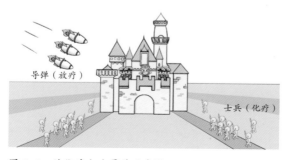

图 1-2　放化疗火力覆盖示意图
注：士兵作为化疗药物散布在城内，放射线作为导弹袭击大本营。

依次经历 G_1-S-G_2-M 期，通俗点讲，如果把细胞周期类比成妈妈生下小宝宝的过程，那么 G_1 期就是备孕期，S 期即怀胎 10 月的过程，G_2 期则是备产期，M 期不言而喻就是新生命诞生的过程了，见图 1-3。对于细胞周期而言，放射线对 G_2 期和 M 期的细胞具有更强的杀伤力，而处于 G_1 和 S 期的细胞则对放射线就相对不那么敏感了，如果我们同期选用一个针对不同肿瘤周期杀灭的化疗药物，如针对 S 期的药物，那么就可以起到相辅相成的作用。

（3）治疗靶点的互补。如射线作用于癌细胞 DNA 靶点，导致 DNA 双链的断裂从而导致细胞死亡。但是 DNA 在受伤之后也会进行自我修复，这个时候如果联合一种可以固定 DNA 损伤的化学药物，使肿瘤细胞的 DNA 损伤得到固定，不那么容易修复，那么肿瘤细胞就进入了凋亡的程序。可以理解为放射线在恶性肿瘤身上扎了一刀，没能一刀致命，但恶性肿瘤持续流血的话也可以导致其失血而死。但是肿瘤细胞也可以自我修复伤口阻止持续流血，化疗药物的作用就是阻止肿瘤的自我修复导致其处于一个持续失血状态，这样联合治疗的方式

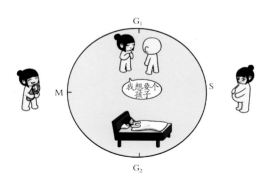

图 1-3　细胞周期示意图

大大提高了放射线的杀伤作用，提高了疗效。

（4）当肿瘤长到一定体积的时候，肿瘤内部就会因为血供不足而导致缺血缺氧、肿瘤坏死，而处于乏氧状态的细胞对放射线是抗拒的，这时候化疗可以使肿瘤有所缩小，从而使肿瘤内部的细胞得到更多的血供，提高含氧量，这时候再进行放射治疗，就能够提高放疗的疗效。

但是，值得注意的是，两种手段的联合应用，有时难免会造成毒副反应的叠加，因此，在放疗联合化疗的时候，需要遵循一定的治疗原则，并在有经验的医生的指导下，才能基本达到疗效与副反应之间的平衡，让更多的患者从中获益。

三、放疗 + 靶向治疗

分子靶向药物是近年来恶性肿瘤治疗的一个重要突破，但分子靶向药物长期使用后存在耐药的缺点，因此在临床应用上还需要结合传统的放疗、化疗才能取得理想的疗效。

目前临床上应用最广泛的靶向药物当属抗血管生成药物，血管与肿瘤的密切关系是毋庸置疑的，正所谓"兵马未动，粮草先行"，对于恶性肿瘤而言，血管是输送营养物质的重要粮道，是肿瘤发生发展的根基。那我们应用抗血管生成的靶向药物也就能够轻松理解了，三十六计之第十九计釜底抽薪正是对抗肿瘤的奇策，断了粮草，纵使力拔山兮气盖世的项羽也只得饮恨乌江。纵观中国历史长河，长平之战、巨鹿之战、官渡之战等知名战役无一不是因为粮草问题而导致大败，由此可见"断粮"的重要战略意义。尽管如此，目前临床上还不能做到完全阻断肿瘤组织的血液供给，抗血管生成药物也只能起到部分阻碍肿瘤血管生成的作用。于是，放疗联合靶向治疗的现代战争策略由此而生，在利用靶向药物对肿瘤进行战略包围的过程中，放射线同时对围城中的敌方士兵进行战略打击，达成更加稳妥的"肿瘤歼灭战"，见图1-4。

分子靶向治疗在肿瘤治疗中有良好的前景，将成为未来几年的一个热点。当然，靶向治疗联合放疗也面临巨大挑战。靶向治疗联合放疗的疗效究竟是什么？放疗增加的疗效是真正的放疗增敏，还是协同、相加或次相加作用，或是放射保护作用？靶向治疗联合放疗内在的机制是什么？联合治疗的次序和最佳剂量是多少？这些问题尚需要更多的研究来解答，相信那一天并不会太久。

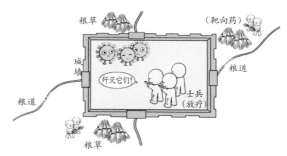

图1-4　放疗靶向治疗示意图
注：血管作为粮草通道向肿瘤运输营养，靶向药物阻断粮道，放疗打击围城中的敌军（癌细胞）。

四、放疗＋免疫治疗

免疫治疗毫无疑问是目前肿瘤的治疗手段中最热门、最前沿的治疗手段。免疫治疗的原理简单概括来讲即：人体中本身存在着大量能够识别并且杀死肿瘤细胞的免疫细胞，它们是我们身体内的"防疫人员"，在日常生活中，"防疫人员"会对人体中的细胞不时筛查，"你好，请出示一下健康码"，绿码通行，若是黄码或者红码就会被免疫细胞扣留下来进一步核实身份，大部分恶性肿瘤细胞都倒在了免疫细胞这一关。然而恶性肿瘤细胞是极其狡猾的，在与免疫细胞的交锋中，它学会了修改自己的"防疫通行码"，原本是红码的它在一番伪装下居然变得跟绿码无异，就这样蒙混过了"防疫人员"这关，在我们体内潜伏壮大了起来。免疫治疗药物就是要撕破恶性肿瘤细胞的这层伪装，PD-L1抗体能够结合到恶性肿瘤细胞的表面，从而撕破它绿码的伪装，把红码真实地暴露出来，从而让"防疫人员"能够找到并逮捕它们。而 PD-1 抗体则是能够结合到免疫细胞身上，相当于给"防疫人员"升级了检测仪器，这样伪装的绿码也在新仪器的加持下无所遁形，见图 1-5。

了解了免疫治疗，那么免疫治疗又是如何与放疗联合在一起的呢？

人们在免疫治疗的研究中发现，并不是所有的肿瘤组织都有淋巴细胞的富集，即并不是在每个恶性肿瘤细胞居住的"小区"都具备足够的"防疫人员"。于是，人们根据肿瘤组织中淋巴细胞的富集与否，将肿瘤分为了"热肿瘤"和"冷肿瘤"两大类。其中，"热肿瘤"指的是在肿瘤组织中有大量淋巴细胞存在，这类肿瘤对免疫治疗是十分敏感的，肿瘤患者很容易从免疫治疗中获益。而另一类"冷肿瘤"则正好相反，在这类肿瘤组织中，几

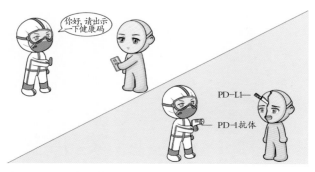

图 1-5 "防疫人员"检测肿瘤细胞的"健康码"，肿瘤细胞将红码伪装成绿码，PD-1/PD-L1 抗体使其暴露红码

乎看不到淋巴细胞的浸润，换句话说，就是淋巴细胞根本没有找到肿瘤细胞，所以，即使使用了免疫治疗药物，也很难有显著疗效。由此可见，如何将"冷肿瘤"转化成"热肿瘤"，是免疫治疗领域的一个关键性问题。

临床工作中发现，放疗可以使一部分对免疫治疗无效的肿瘤起效，当肿瘤组织受到一定剂量放射线辐射后，肿瘤组织中的 T 淋巴细胞的数量增多了，这说明放疗可以诱导肿瘤特异性 T 淋巴细胞向肿瘤组织浸润。于是，放射治疗就这样与免疫治疗联合起来了。

在免疫治疗时代，放疗与免疫治疗这对黄金搭档，将成为肿瘤治疗的重要模式，随着临床经验的不断积累，这种模式将不断优化，从而使越来越多的肿瘤患者从中获益。

五、放疗 + 热疗

热疗相较于之前提到的几种疗法是一个较为小众的概念，它属于一种物理治疗手段，利用物理能量加热人体的全部或部分肿瘤病灶，使肿瘤病灶的温度上升到有效的治疗温度，并持续一段时间，以达到使癌细胞死亡或提升其他治疗方案的效果且不损伤正常组织的目的，见图 1-6。

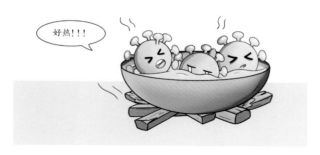

好热！！！

图 1-6　热疗示意图

热疗是一种比较"百搭"的治疗，在与其他方案的联合应用中也能展现出良好的效果，将整体的疗效大幅度提升，其中，比较明确适合成为热疗的"搭档"的疗法有放疗和化疗。放疗联合热疗的具体优势体现在以下四点：

（1）对放射线不敏感的 S 期肿瘤细胞对高热最为敏感。

（2）乏氧细胞、营养不良和低 pH 值环境的细胞对热疗敏感，而对放射线抗拒。放射治疗对肿瘤外围富氧的肿瘤细胞的杀伤作用强，而对肿瘤中心的乏氧细胞作用较弱，因而放射治疗后肿瘤常在肿瘤中心复发。而乏氧细胞对热疗较敏感，一方面由于乏氧细胞血液供应不足，加热时不能通过血液循环把热量带走，容易造成热积聚；另一方面，高温加重了细胞的乏氧状态，细胞呼吸受到抑制，细胞内无氧糖酵解增加导致乳酸堆积，pH 值降低，增强了热对癌细胞的杀灭效应。

（3）热疗通过干扰细胞亚致死损伤或潜在致死损伤的修复来增强放射效应。加热可抑制肿瘤组织对射线所致的亚致死损伤和潜在致死损伤的修复，这种效应往往发生在先放疗后热疗的序贯中。研究发现，高温可抑制放射损伤的修复，增加 DNA 单链断裂的数量，并可降低射线所致的 DNA 单链断裂、双链断裂以及碱基损伤的修复速率，这种效应主要是通过降低 DNA 修复酶的活性来实现的。

（4）放疗前热疗可提高肿瘤周边细胞的氧含量，增加放射敏感性。

六、单纯放疗

提了这么多放疗与其他治疗方式的联合应用，我们同样不可忽视单纯放疗在肿瘤治疗中的应用。单纯放疗中，我们又可以细分为根治性放疗和姑息性放疗。

根治性放疗，顾名思义，是指仅仅通过放疗即可以达到根治性的效果。以鼻咽癌为例，由于肿瘤的位置特殊，手术治疗较为困难，但鼻咽癌对射线较为敏感，早期的鼻咽癌通过以根治性放疗为主的治疗手段，在疗效好的情况下能够达到根治的目的。很多老百姓错误地认为，放疗只是一种辅助手段，是"不能手术者的无奈之选"，这一观点其实并不准确，对于宫颈癌患者，放疗才是优于手术的治疗手段，因为仅通过单纯放疗，宫颈癌就能得到根治，是毫无疑义的关键治疗方法。

姑息性放疗在临床上的应用就更加广泛了，对于晚期的肿瘤患者，放疗是保证其生活质量的重要手段。对于晚期骨转移的肿瘤患者，骨头的疼痛会严重影响他的日常生活，而对于骨转移病灶，化疗、靶向治疗乃至免疫治疗能够起到的效果微乎其微，患者往往只能靠止痛药艰难地熬过一个个深夜。但放疗针对局部的骨转移灶能够起到很好的止痛效果，姑息性放疗能够延缓肿瘤的进展，并且极大地提升晚期肿瘤患者的生活质量，使其不必因为疼痛而备受煎熬。姑息性放疗能够有效消除晚期恶性肿瘤患者的痛苦、改善症状以及延长生命，是临床诊疗中的重要手段。

讲了这么多，放疗的重要性可见一斑，它不仅是一种有效的肿瘤治疗手段，还能与其他治疗手段配合发挥出"1+1>2"的效果，这在现今肿瘤的治疗中是极为重要的。放疗、化疗和手术，是肿瘤治疗的三大基石。尽管现在新型的疗法层出不穷，但是放疗的重要地位不可撼动，可以预见的是，放疗在肿瘤的综合治疗过程中还将继续大放异彩！

（匡　浩）

第二章
放疗技术发展简史

第一节　放疗的诞生与发展初期

一、放疗的诞生

（一）放射线在医学中的应用

说起放射线这位行走江湖、惩恶扬善、能够杀死癌细胞的"大侠"，就不得不说到发现放射线的伦琴。1895 年，远在德国的伦琴在一次实验中，发现了一种奇怪而神秘的现象：一种未知物质能够不受阻碍地穿过一张黑纸、一定厚度的书，接着在荧光屏上发出微弱的绿色荧光。更神奇的是这种物质也能穿过水等其他液体和很多金属材料，而其"闪现技能"却可以被一层很薄的铅板阻断，见图 2-1。伦琴这位祖师爷在经过深入的研究和测试后，确认这是一种全新的射线，并将这种具有"闪现技能"的射线命名为 X 射线。

X 射线刚发现没几天，转眼就到了圣诞节，祖师爷伦琴便邀请妻子安娜来一睹 X 射线的特异技能，只见 X 射线轻松地穿过安娜的左手，留下第一张永久性的部分人体 X 射线照片，显露出她的骨骼和她戴着的戒指。安娜被 X 射线吓坏了，从没见过这种影像图片的她不敢相信这就是自己的手，但在影像图片的无名指骨节上分明有一个戒指，恰恰与自己手指戴的戒指位置没有一丁点偏差，要知道只有死人的白骨才会这样。

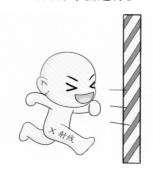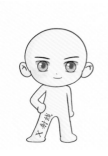

图 2-1　X 射线的穿透技能

（二）放射线首次应用于杀癌

尚未成熟的放射线的"闪现技能"很快被医学界发现，并开始挖掘它的其他潜能。由于 X 射线的巨大穿透力能穿过人体，打探到人体内部组织的机密情报，恰好正逢战争期间，于是，部队的医生开始用它来寻找士兵体内的子弹和查看患者的骨折情况，这就是最开始放射线显露身手、用来看病的情景。

其后，医生发现放射线不仅仅只有看病的本事，还可以用来治病。最开始应用放射线治病的是来自大洋彼岸的一位美国人。1897 年，这位美国人简单地将放射线包装了一下，让它带着原始技能，直接与敌人（如肿瘤细胞）正面交锋。幼小的 X 射线首次面对的敌人是发展成熟、功力深厚的晚期乳腺癌，面对强大的敌人，X 射线毫不畏惧，其聚集能量，向敌人发起猛烈的射击，虽然未能全歼敌人取得胜利，但也成功减少了敌军数量，这足以证明 X 射线能杀灭敌人、有惩恶扬善成为"大侠"的能力，如图2-2 所示。

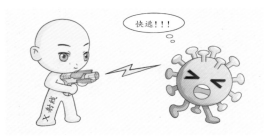

图 2-2　X 射线向癌细胞发挥杀伤作用

　　在首次和乳腺癌交锋过后，X 射线一丁点也不服输，它又去挑战劲敌——胃癌、鼻咽癌和皮肤癌，终于在 1902 年打败皮肤癌，斩获成功！一时间，放射线名声大噪，各大媒体争相报道它的神奇功效，吹嘘放射线能够治百病。紧接着放射线的"应酬"逐渐增多，它被邀请到百货商店照射顾客的脚来确定鞋子的大小；去和贵族妇女合影，晒出她们的骨骼造型，并将照片作为礼物送给朋友。

　　放射线最开始进入临床工作时，大家都以为它和普通的光线没什么两样，只是波长短一点，是一个十足的"好人"。但是在和放射线长时间的相处后，人们发现放射线也有邪恶的一面，是个妥妥的两面派，如图 2-3 所示。在经过一段时间的放射线照射后，受照者开始出现脱发、皮肤变红、烧伤，放射线甚至开始引诱敌人——皮肤癌、白血病、肝癌、骨肿瘤的出现。

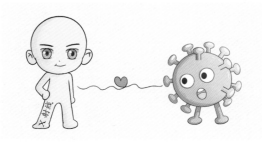

图 2-3 放射线的两面派表现

早期阶段放射线都是单打独斗，缺少一个好帮手——可靠的放射治疗设备，以致于它的战绩惨淡，如图2-4所示。加之当时没有很好的条件对"坏"放射线进行拦截，所以误伤了很多工作人员，因此放射线迎来了它事业发展的瓶颈期。

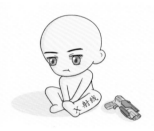

图 2-4 早期放射线缺乏好助手

二、放疗初期的发展历程

（一）kV 级放射线治疗阶段

放射线杀死肿瘤细胞时会发生一系列复杂的变化，有的肿瘤细胞直接死亡，有的肿瘤细胞仅仅是"挂了彩"，日后还会死灰复燃，卷土重来，如图2-5所示。放射线能不能杀灭肿瘤细胞主要取决于放射线够不够强壮，力量够不够大。普通放射线由于不够强壮，不足以杀死肿瘤细胞，在攻打肿瘤时就没有要了它的命，在经过一段时间的吃好喝好的恢复后，肿瘤细胞可以得到修复，"偷偷"活下来，如图2-6所示。

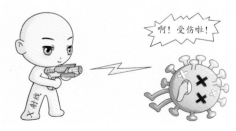

图 2-5 肿瘤细胞受 X 线照射后"挂彩"

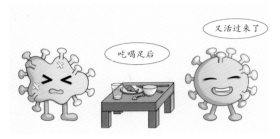

图 2-6　肿瘤细胞受伤后重新恢复过来

经过 20 多年的不断摸索进步，在 1922 年，放射线终于熬过寒冬等来了它的帮手——首台 200 kV 级深部 X 线机。它的出现不仅让放射线变得更强更壮，也让放射线变得更加温顺听话，成功升级为 kV 级放射线。在帮手出现之前，人们主要是通过天然放射核素——镭来产生野生的放射线。这时的放射线不太擅长运用其技能且嚣张无比，性格暴躁，无时无刻不在对外攻击，伤及无辜。直到 X 线机的出现，才有了被驯服的放射线，它由人工产生，顺从可控，不工作时会乖乖收好自己的利器，在一定程度上保障了周围工作人员的安全。

有了 200 kV 级深部 X 线机，放射线像被打通了任督二脉，功力大增。它比天然放射线有更强的穿透力，能针对隐藏在体内更深处的敌人进行精准攻打。但在实际战场上，kV 级放射线也只能杀死潜伏在体表的敌人，比如皮肤癌、颈部淋巴结转移癌。对那些扎根在深部的肿瘤，kV 级放射线也毫无办法，因为它在去杀敌人的路上，能量就被消耗了大半。都还没走到敌人门口，沿途一大片平民就被误伤，门口的皮肤首先就抗议说："受不了啦，太烫了，我都被烧坏了。"如图 2-7 所示。

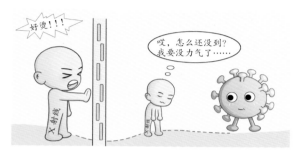

图 2-7　kV 级放射线在穿透路径上的能量消耗

kV 级放射线拳头不够硬，没法消灭深处的肿瘤。但是，它也有自己的优势：升级后的 kV 级放射线视力变得更好，看得更清楚，能很好地用来发现敌人所在的具体方位，如图 2-8 所示。

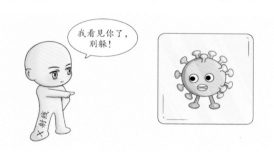

图 2-8　能量升级后的 kV 级放射线具有更强大的能力

（二）MV 级放射线治疗阶段　（沉淀，参透了奥秘，放射线内力大增，对敌人的杀伤力更强）

kV 级帮手能力有限，不能够更好地辅助放射线精准地杀死敌人。1951 年，钴 60 治疗机来到了放射线的身边。它帮助放射线再一次完成华丽蜕变，变得更强更壮，面对敌人时能力更出众，升级成为 MV 级放射线，如图 2-9 所示。钴 60 是元素钴的一个具有特异功能的"亲兄弟"，它在衰变时，能产生平均能量为 1.25 MeV 的放射线，这个能量比 kV 级放射线要强百万倍。

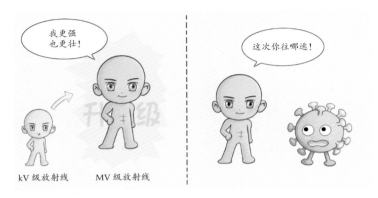

图 2-9　升级后的 MV 级放射线

　　与 kV 级放射线相比，MV 级放射线拳头更硬，所携带武器的装备也一同升级，杀伤力更强。在不误伤沿途无辜平民的基础上，能使肿瘤受到更猛烈的攻击，也能杀死 kV 级放射线不能杀死的隐藏在体内深部的肿瘤。就好像专业的人去干专业的事，kV 级放射线去了影像科上班，去勘测发现坏人，而 MV 级放射线去放疗科上班，去歼灭敌人。由此，这两个好兄弟成为歼灭肿瘤的一对好搭档：一个擅长发现敌人（视力更好），一个能够消灭敌人（武器装备更好）。

　　MV 级放射线进一步扩大了能消灭的敌人种类，并首次做到了对沿途"好人"——皮肤的保护，第一次用大范围猎杀的方式去杀灭以前不敢挑战的敌人——霍奇金淋巴瘤，这也是一次全新的挑战。据统计，在以钴 60 作为放射线助手的那段时间里，放射线"大侠"和各路肿瘤敌人展开殊死搏斗，使肿瘤患者 5 年生存率提高了 20% 左右，就比如宫颈癌和鼻咽癌患者，其 5 年生存率就由 30% 提高到 50%。

　　不过，钴 60 的不足也很明显。首先，它性格固执，只能产生一种形式的放射线，作用能力局限。其次，它寿命短，也就是半衰期比较短，每隔 5 年就要更换放射源，不然就消极怠工。此外，它终身工作，无论何时何地都在产生放射线，甚至"退休"后仍然会产生放射线，对工作人员的伤害比较大。

（三）三维适形放疗（拥有好刀，开了透视，精准知道敌人所在位置）

MV 级放射线歼灭肿瘤这个敌人时，属于全身的治疗。这种常规的消灭敌人的方式，为了将敌人全部包围，它攻打的敌人范围也比较大，也就是好的坏的全部打死，宁可错杀也绝不放过。因此，这种方式对肿瘤敌人周围的"平民"的损伤也是比较大的，周围的"平民"也时不时出来抗议两下子。这种杀敌一千、自损八百的作战方式在 1959 年"引路人"三维适形放疗（3D-CRT）的到来下，彻底改变。放射线"大侠"的装备也进一步升级。

放射线杀死肿瘤这个敌人最理想化的方式是精准打击，周围的好人不受到任何损伤，如图 2-10 所示。但是，肿瘤这个敌人极其狡猾，它生长位置复杂，也不规则，在对肿瘤敌人进行打击时，要攻打它的肿瘤大本营以及它向周围延伸的支流、淋巴结引流区。由此，对肿瘤轰炸区的范围就极其不规则，很少出现照射野是一个正方形或者长方形的情况。

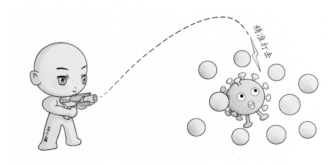

图 2-10　放射线精准打击肿瘤细胞

3D-CRT 这个"引路人"，利用它带来的小帮手 CT 和 MRI，实现导航的功能，真正实现指哪儿打哪儿，攻打的范围能够随敌人的形状变化而变化。它能根据实时情况给敌人足够大的火力范围，在保证敌人被杀死的情况下，最大限度地保护其周围的"邻居"，使周围的"好人"不产生抗议。就拿前列腺癌这个坏人来说，在没有"引路人"带路时，放射线就会"凭感觉"确定敌人的大概位置，然后一顿疯狂输出，还伤及周围正常的"邻居"直肠和尿道，引发直肠出血，出现大便次数增多、里急后重以及尿频、尿急、尿痛等症状，3D-CRT 则有效地解决了这些问题。

（熊　静）

第二节　现代精准放疗技术的发展

一、现代外照射治疗技术

对于肿瘤放疗大家已经有一个简单的认识了，而对于放疗技术目前的发展，请听我继续娓娓道来：

首先，大家经常听到医生讲"外照射""内照射"或"外放疗""内放疗"。那么，什么是"外照射"，什么是"内照射"呢？顾名思义，外照射就是指射线来自身体外，通过穿透皮肤和身体器官，消灭肿瘤细胞。由于射线到达肿瘤要穿越的距离比较远，故称为远距离放疗。而内照射则是指射线来自身体内，离肿瘤比较近，射线到达肿瘤穿越的距离比较近，所以又被称为近距离治疗。了解了什么是外照射、什么是内照射，那么哪一种更好呢？其实，外照射和内照射各有优势，不能说哪一种更好，需要根据患者的实际需要进行选择，对于有些肿瘤患者如宫颈癌患者，需要同时联合外照射和内照射进行治疗。这一节，我们重点介绍现代外照射治疗技术的发展。

之所以说是"现代"外照射治疗技术，是因为先进的现代科学技术不断发展及应用于医疗领域，如外科的发展新趋势和新特征正在逐步形成"精准外科"的理念。而作为与科技更加密切相关的放疗技术岂能"甘居人后"？秉持着"更精确、更细致、更有效"的发展理念，放疗技术全面奋起直追，誓要齐头并进，逐渐形成了计算机技术驱动下的外照射放疗。

（一）调强适形放疗

调强适形放疗（IMRT）是放疗进入现代化的标志，是放疗技术发展中里程碑式的突破。以往的放疗技术无法调配肿瘤内各点照射剂量，导致肿瘤内各点接受的放疗剂量是一样的，但由于肿瘤内癌细胞密度不一，就会导致肿瘤内有些区域的癌细胞接受的照射剂量过高，而有些区域的癌细胞接受的照射剂量不足，进而导致肿瘤控制不好和复发。调强适形放疗则很好地解决了这个问题。调强适形放疗的实施，得益于计算机技术和多叶光栅的进步和改善。多叶光栅就像照相机的快门一样，它的叶片受计算机的控制，根据肿瘤的形状张开和闭合，从而形成一个和肿瘤（靶区）形状一致的照射野。调强适形放疗对于不规则形靶区或靶区附近有重要组织器官需要保护的情况有更好的优势，能实现精准打击。

调强适形放疗与传统的三维适形放疗相比，可以大大降低放疗副反应。对于肺癌患者来说，采用调强适形放疗，放射性肺炎、心脏损伤的发生均明显减少。对于鼻咽癌等头颈部恶性肿瘤，调强适形放疗与常规照射或三维适形放疗比较，明显降低了腮腺的照射剂量，减轻了口干的症状，使患者生活质量得到明显提高。

当然，调强适形放疗依然存在一些缺点，比如计划验证的引导图像没有图像引导调强适形放疗那样清楚准确。

（二）图像引导调强适形放疗

调强适形放疗的出现，可以在计算机上为我们实现一个肿瘤内可调节的照射剂量和与肿瘤形状一致的照射范围。但是，这些都是在计算机上设计出来的理论效果，是假设在每次放疗过程中人体（肿瘤）的位置与CT定位的位置完全一致的情况下的结果，是一种理想化的状态。但理想很丰满，现实很骨感。首先，实际上即使通过模具进行了固定，患者在放疗过程中很难完全重复CT定位的位置；其次，人体内的器官是运动的，每时每刻的位置都在发生变化，尤其是心脏和肺等器官，会影响到我们需要照射的肿瘤的位置；再次，肿瘤本身在治疗过程中会发生变化，比如照射过程中肿瘤体积的缩小/增大，这样就导致肿瘤实际得到的照射剂量和形状与计算机得出的放疗技术存在偏差，即放疗的"脱靶"。如果不解决这个问题，计划设计再精确也无济于事，甚至可能还不如传统的大范围的普通放疗有效。就像投掷炸弹一样，如果炸弹投错了地方，那么炸弹的威力越大，造成的不良后果也就越严重，帮忙帮成了倒忙。

因此，我们需要一种新的技术和方法来保证精准的放疗计划，使放射线准确地照射到肿瘤上。要解决这个问题，我们需要一双眼睛，看清楚肿瘤在哪，正常器官在哪，只有看得清，才能打得准。如果闭着眼走路，很容易就走错地方。图像引导就是这一双火眼金睛，有了眼睛的调强放疗，就是影像引导下的调强放疗，也可以叫它的英文名字IGRT。简单来说，图像引导就是在患者进行治疗前、治疗中利用各种先进的影像设备对肿瘤及正常器官进行实时监控，并能根据器官位置的变化来调整治疗条件，使照射野紧紧"包围"靶区，使之能做到真正意义上的精准治疗。是不是听上去就感到"大气、高科技"！通俗点讲，图像引导就像导弹的跟踪系统，有了它我们就可以实现对目标的跟踪，目标跑到哪里，就能引导导弹打哪里。

图像引导调强适形放疗中使用的图像引导方法多种多样。常见的有验证胶片、电子射野验证、X线透视、平片、超声、锥形束 CT、红外线定位系统、核磁引导、光学体表成像、PET-CT 等。每种引导方式都有其自身的优缺点，在临床实际治疗中，医生会根据患者的实际需要选择合适的引导方式。如果一个医院有多种影像引导方式，在实际治疗的时候可以将不同的图像引导方式进行配合使用，形成多模态的影像引导放疗。

（三）容积弧形调强放疗

随着放疗技术的进一步发展，在现代精准放疗这个团体中又加入了容积弧形调强放疗（VMAT）这一员猛将。要理解容积弧形调强放疗的性格，就必须从它的名字出发。首先，为什么叫"容积调强"呢？容积调强和传统调强方式不一样，它是用体积作为中心替代原来的以一个点作为中心进行剂量计算。传统的放疗方式，是采用机架不动，多叶光栅在运动，一次性治疗完一个照射野后，机架旋转至下一个照射野，重复上述过程，直至整个治疗结束。而"弧形调强"则是由直线加速器的机架一边旋转一边出射线束，即旋转照射，在出射线束的同时通过多叶光栅对射线的强度（调强）和剂量率进行调整（就像一会儿水流急，一会儿水流缓）。VMAT 相对于传统 IMRT 的主要优点是缩短了治疗时间，同时累积剂量也可能下降；对于高度复杂的靶目标，也能够有更大的肿瘤剂量适形性。VMAT 具有"快、准、优"的特点。在时间方面，传统放射治疗过程需 10 ～ 30 分钟，VMAT 治疗过程缩短为 2 ～ 6 分钟。VMAT 是将多个照射野换成双圆弧野，放疗时间缩短，且与病灶的适形性更好。打个比喻，3D-CRT、IMRT 和 VMAT 就像是三辆赛车在比赛，VMAT 就是技术更优，一直跑"内圈"的选手，这样就可以跑最短的距离，获得最快的圈速。

（四）剂量引导调强适形放疗

接下来谈谈一种更新的放疗技术，剂量引导调强适形放疗（DGRT）。剂量引导调强适形放疗中的"剂量"是指不同肿瘤细胞所需的致死性剂量，而 DGRT 则是根据这个剂量来引导放射线准确到达肿瘤上，达到更好的杀死肿瘤细胞的效果。DGRT 重建出剂量学参数，直接面向靶区处方剂量高、危及器官受量低的目标引导摆位或进行计划优化。随着机载影像质量的提高、形变配准算法的进步以及计算机技术的革新，DGRT 执行时间或将减少，最终达到临床应用的要求，从而实现各个放疗分次的最佳剂量学分布。DGRT 技术是先进的，在立体定向放疗（SBRT）方式及核磁加速器、质子加速器放疗中有更好的应用。DGRT 在 MR-linac 的潜在应用主要是自动勾画后的在线计划优化，保持射野的形状、角度以及能量，以各个射野的中心点剂量初始化射野权重引导计划在线优化。

（五）自适应放疗

最后看看值得令人展望的"成员"——自适应放疗（ART）技术，自适应放疗技术是在 IGRT 基础上提高和发展的又一新型放疗技术。之前谈到，有了影像引导放疗，也不是万事大吉了，因为图像引导放疗也不是万能的：通过影像，我们看到肿瘤的大小、形状或者位置发生了变化，也就是实际情况与当初的计划产生了差异，那么就需要采取相应的措施。要避免像"刻舟求剑"那样，如果实际情况发生了变化，那当初的计划也要进行调整。

自适应放疗的实现方法有两种，即离线自适应和在线自适应。所谓离线自适应，可以理解为：获取到图像信息后，如果发现肿瘤的形状、位置发生了较大的变化，就需要重新进行模拟定位，重新做计划，再按新计划来进行放疗。这种离线的自适应，是一种比较"笨"的办法，修改计划所需的时间比较久，甚至可能出现"计划赶不上变化"的情况。

而在线自适应，则是在加速器上获取到影像后，不需要再重新定位，而是根据影像结果直接修改计划，然后接着执行新的计划，因此所需要的时间也就更少。随着技术的不断进步（人工智能技术的应用以及运算速度的提升），在线自适应也在不断发展。放疗流程将变成一个在一定的时间区间内，随着靶区及组织器官的运动及形变进行再计划和执行的自动闭环。在海量数据与深度学习算法的支持下，一切勾画与剂量的修正都在分分钟内完成，实时、高速和精确成为自适应放疗的代名词。

（六）机器人智慧放射外科系统（射波刀）

射波刀是"Cyber Knife"的音译名词。正如达芬奇机器人是人工智能在外科领域的应用一样，射波刀是人工智能在放疗领域的应用，是精准放疗技术领域里的一次革命。射波刀是放疗科医生的"达芬奇"，是一个高度智慧化的机器人扛着一台加速器给患者进行放射外科治疗。射波刀通过特殊的优化模型及计算方法，将放射外科治疗设备和机器人有机结合，形成人工智能引导下的机器人智慧放疗系统，主要特点如下：①射波刀治疗肿瘤的原理就是一个机器人扛着智慧化的放射外科加速器准确找到并持续跟踪肿瘤，同时避开正常器官，对肿瘤组织实施高剂量、无创的精准照射。这样可以保证肿瘤组织接受高剂量的照射，而正常组织受照射剂量较低，甚至没有照射剂量。②在机器人的上方安装有两部X线机对肿瘤和标记进行精准定位。在X射线的探测板上安装有非晶硅感应器，即虹膜感应器，这样可以确保对运动肿瘤实施实时跟踪和精准照射。射波刀就像一个跟着目标移动的探照灯，不管目标怎么跑，它始终盯紧目标，真正做到"肿瘤跑到哪里，射线就打到哪里"的精准放疗。③射波刀的治疗床采用的是六维床，由机器人控制，可以在X、Y、Z轴三个方向做直线运动，还能绕X、Y、Z轴做旋转运动。在治疗过程中不需要患者改变体位，舒适度好，有利于放疗的顺利完成。④射波刀利用人工智能将整个放疗流程集成化，真正实现了智慧化的精准放疗，治疗过程效率高，误差小，精确度高。正是由于射波刀拥有以上特点，这把"刀"相比于其他的"刀"如X线刀、γ刀、TOMO刀等，具有革命性的突破，拥有"三高一低"的治疗优势，即高精度、高剂量、高梯度、低次数。

（七）质子重离子放疗

质子或者重离子，都称为"粒子治疗"。顾名思义，就是利用中性不带电荷的粒子（比如中子），或者带电荷的粒子（比如质子和碳离子）进入人体，释放能量，杀伤肿瘤细胞。目前临床治疗应用较多的是质子和碳离子。

要理解质子和重离子放疗，首先我们得先来认识什么是质子，什么是重离子。这就需要回忆高中物理课所学的关于物质组成的知识了。下面一起来复习一下相关的物理知识。物质最基本的构成就是原子，原子内部构造可再分为周围带负电的电子和中间带有质量的原子核。而质子，就是原子核当中带有正电的那个小粒子，它带有质量，也带有电荷。质子治疗，简单理解就是将这个小小的带电荷粒子，通过复杂而精准的调控，到达肿瘤的位置，精准打击肿瘤细胞，以达到治疗目的。重离子则是指原子量比氢原子大的离子，现在重粒子放射线治疗，主要使用碳素粒子。

这个时候，有读者可能会好奇：大多数肿瘤是生长在身体深处，X射线可以透过皮肤，穿过器官进入肿瘤部位，但人体的皮肤，就连水和空气都透不过去，如此小颗的质子，又是怎么进入体内破坏肿瘤呢？这就需要借助高强度电磁场的回旋加速器把质子加速到一个超高速度，而质子靠着这样的速度所带有的高能量，穿透人体，击中肿瘤细胞的DNA，导致DNA断裂，使肿瘤细胞增殖能力破坏而出现死亡。

质子放疗和传统的光子放疗有什么区别呢？质子放疗比起普通的光子放疗，优势在于其独特的"布拉格峰"现象。这里的布拉格可不是那个首都布拉格，它是一种物理学现象。传统的X射线在穿过皮肤和正常器官到达肿瘤前，一直在释放能量，而且在穿过肿瘤组织后，还有能量继续释放。这就像炸药一路上就在不断爆炸，等到了肿瘤位置时，弹药已经所剩无几，自然也就没有多少杀伤力了，而且还会造成杀敌一千、自损八百的后果。与光子放疗不一样，质子放疗就像"定向爆破"，能够精确投射"定向导弹"到指定的肿瘤部位。打个比方，光子束，也就是我们常说的X射线，其照射在人体上的时候，就像是穿着平底鞋在冰面上滑行——在经过肿瘤区域的时候，也不是完全不会减速，但还是会对肿瘤后方的正常组织造成"撞击"和伤害。而质子束，也就是质子组成的光束，其照射在人体上的时候，就像是穿着带冰爪的马丁靴，在肿瘤区域想停就能稳稳当当地停下来，不会对肿瘤后方的正常组织造成伤害。

质子重离子放疗通常被放到一起说，但质子放疗和重离子放疗还是有区别的。质子体积小，重离子体积明显大很多。重离子对癌细胞有更强的杀伤力，治疗时间更短，但重离子设备的投入比质子治疗更高。

二、现代内照射治疗技术

内照射治疗，也叫近距离治疗，英文名叫"brachys"，此外还有很多别名，比如密封源式放疗、镭疗、后装等。这么多名字大家可能也记不住，其实能不能叫对名字并不重要，重要的是今天要告诉大家内照射放疗都有些什么本事，可以帮助大家治疗哪些肿瘤，什么时候用到内照射治疗肿瘤可以将疗效发挥到极致。

内照射治疗还有个兄弟叫远距离治疗，简单来说它是体外照射，那么内照射治疗就是体内照射，具体来说是将放射源靠近人体或放入人体而进行治疗。内照射治疗可单独使用，也可作为外照射治疗的补充治疗，被广泛应用于宫颈癌、前列腺癌、乳腺癌等恶性肿瘤的治疗。与外照射相比，内照射具有独特的剂量学特点：第一，其符合最基本的是平方反比定律，也就是说距离放射源越远，受到的放射剂量越小。这样，如果将放射源放到距离肿瘤比较近的位置，当肿瘤受到高剂量照射时，周围正常组织受照剂量会明显减少。如果内外照射联合使用可以更好地保护邻近的正常组织和器官，所谓"兄弟齐心，其利断金"。第二，放射源可在体内随着肿瘤发生移动,可保持肿瘤照射剂量准确。第三,内照射可以实现单次给予肿瘤高剂量照射,进而降低在分次治疗期间存活癌细胞分裂与生长的概率,也可以减少照射次数,避免患者多次就医带来的不便。内照射治疗的这些特点提高了肿瘤高剂量照射的疗效,也提高了患者的耐受性。

(一)内照射治疗技术发展百余年光辉史

首先还是跟大伙说一下内照射治疗的出生。在 1896 年贝克勒尔发现天然放射线、1898 年居里夫人发现放射性镭之后,科学家们就神奇地发现放射线居然可以治疗肿瘤。先是美国人 Margaret Cleaves 于 1903 年首次被报道使用镭疗治愈了 2 例宫颈癌患者,开启了近距离放疗治疗癌症的新纪元;随后是镭疗开始广泛应用于皮肤癌、乳腺癌、口腔癌等肿瘤的治疗。就这样内照射治疗技术很快被用于临床上治疗恶性肿瘤,直到现在内照射治疗仍是恶性肿瘤重要的局部治疗方法。

资料记载,内照射治疗的这一生主要历经了三个阶段。第一阶段:剂量学系统改进和发展时期,为了提升内照射的准确度和规范性,科学家们建立了巴黎系统、斯德哥尔摩系统、曼彻斯特系统等剂量学系统来规范和指导。第二阶段:由计算机全程遥控的近距离后装治疗机的发展,大大减少了医务人员和患者的受照剂量。第三阶段:随着计算机成像技术、治疗计划系统的发展,三维后装近距离得到很好的发展,让内照射治疗成为一种安全、精准、有效的治疗方式,适用于多种癌症的治疗。

(二)内照射治疗的分类

在内照射治疗这个大家庭里,拥有各种各样的"成员",根据不同的方式,可以分为不同的类别。

（1）按放射源的位置分类，可分为组织间插植、腔内近距离放疗和近距离敷贴，当然，从广义上说还包括放射性核素治疗。组织间插植治疗是将放射源直接放置于肿瘤组织内进行照射。腔内近距离治疗是将放射源放置于人体的自然腔道内，靠近肿瘤组织的空间。如宫颈、子宫或阴道、气管、食管等。近距离敷贴治疗是将放射源放置于体表的肿瘤表面或血管中。

（2）按内照射的快慢分类，即所谓剂量率，就是指放射源向肿瘤发射射线强度的强弱快慢，专业上以戈瑞每小时（Gy/h）来表示，可以分为低剂量率、中剂量率和高剂量率。简单来理解，就是照射同样大的剂量，所需要的时间长短，时间越短，剂量率就越高；时间越长，剂量率就越低。我们常说的后装治疗，主要是高剂量率近距离治疗，常用于宫颈癌、食管癌、肺癌、乳腺癌与前列腺癌的治疗。剂量率越高，照射时间越短，患者的放疗体验也就越好。

（3）按照射的持续时间分类。根据放射源在体内的留置时间，可以将其分为短期近距离治疗和永久性近距离治疗。短期近距离治疗是指在放射源撤回前在体内停留一段固定的时间（一般是几分钟或几小时）。永久性近距离治疗，也称为粒子植入，是指将包装后的低剂量率放射性粒子或小球（大约为米粒的大小）植入肿瘤中，永久地留在体内，对肿瘤进行持续照射，发挥长久的生物效应。几周或几个月后，置入放射性的粒子将永久留在治疗部位，当放射性降低至天然辐照水平时，就不再具有任何作用。

（三）内照射治疗技术的临床应用

前文提及内照射治疗可以单独使用，也可作为外照射治疗的补充，广泛应用于宫颈癌、前列腺癌、胰腺癌、肺癌与皮肤癌等。下面具体介绍一下常见肿瘤内照射治疗的主要临床应用情况。

1. 宫颈癌

宫颈癌是女性常见的恶性肿瘤，放射治疗是宫颈癌治疗不可或缺的一种治疗手段，其中内照射治疗在早期、中期和晚期宫颈癌中都有应用，而且是宫颈癌根治性治疗的一部分，是有关指南和共识推荐的一种标准的治疗方式。用内照射来治疗宫颈癌有近 100 年历史了，从 1903 年用镭疗治疗宫颈癌开始，至今已建立了一套完整的近距离治疗体系，在全球范围内推广应用。近距离放疗宫颈癌可以是低剂量率、脉冲式或高剂量率近距离治疗，因高剂量率后装具有治疗时间短、剂量分布精确、放射源微型化等优点，目前国内多采用高剂量率后装治疗模式。近距离治疗与外照射结合，比单独接受外照射治疗的效果更好。近年来，随着计算机技术的发展，精准三维后装近距离治疗的应用进一步提高了宫颈癌患者的治疗效果，减少肿瘤复发和患者副反应。

2. 前列腺癌

用内照射来治疗前列腺癌可以有两种方式：永久性低剂量率粒子植入或短时性高剂量率近距离治疗。永久性低剂量率粒子植入适用于局部肿瘤及预后良好的患者，可以达到治愈的目的，是一种行之有效的治疗方式。永久性低剂量率粒子植入前列腺癌后，患者的生存率与外照射或手术（根除式前列腺切除术）类似，但阳痿或大小便失禁等副作用更低。治疗可以很快完成，患者一般在治疗的当天就可回家，1 ~ 2 天即可回归正常生活。因此，与手术切除前列腺相比，永久性低剂量率粒子植入是一种创伤更小的治疗手段。短时性高剂量率近距离治疗是治疗前列腺癌的一种新方式，目前还不如粒子植入常见。它更多地用于为外照射提供剂量补充或者后程治疗，因为它提供了另外一种方式，既可让前列腺内的肿瘤获得适形的高剂量，又可以减少邻近组织的受照剂量。

3. 乳腺癌

乳腺癌保乳术、乳腺切除术和根治性切除都是乳腺癌根治性治疗手段，而内照射可用于手术后治疗或对晚期癌症进行姑息治疗。乳腺癌近距离治疗分为两种方式：乳腺癌组织间插植近距离治疗和术中放疗。乳腺癌常以高剂量率短时性的治疗方式进行照射，常用于保乳术后全乳外照射之后的一种补量照射。近期，在加速部分乳腺照射（APBI）技术中，有研究开始应用单独的近距离治疗，这种方式相对于外照射治疗的主要优势在于针对乳腺高剂量照射的同时，可以避开健康的乳腺组织及其后方的结构，如肋骨和肺，降低肋骨坏死和放射性肺炎的风险。近距离APBI一般可在一周时间内完成整个治疗疗程，因此相对于外照射治疗来说，治疗时间更短，患者舒适体验感更好。内照射治疗的这一优势，对于需要工作的女性、年老或居住地距离治疗中心较远的女性至关重要，使她们在短时间治疗的同时能获得类似的治疗效果。专家们经过6年时间随访和研究，近距离治疗已经被证实具有良好的局部控制率。

4. 皮肤癌

高剂量率近距离治疗为基底细胞癌和鳞状细胞癌提供了手术治疗以外的另一种治疗方式。尤其适用于鼻、耳、眼睑或唇等，避免了手术导致毁容或大面积重建的创伤。可借助3D打印技术和多种类施源器，保证放射源与皮肤的近距离接触，与皮肤的曲面适形，并有助于优化照射剂量的精确传输。有意思的是，皮肤癌近距离治疗具有良好的美容效果及临床效能。

5. 其他应用

内照射治疗还可用于冠状动脉支架再狭窄的治疗，放射源通过置于血管内的传输导管进出。目前，医生正在尝试利用这种疗法治疗外周脉管狭窄或心房颤动。

（四）放射性核素药物治疗

1. 放射性核素药物治疗的前世今生

放射性核素药物治疗是肿瘤放疗的重要组成部分，自 1939 年开创 ^{32}P 治疗白血病以来，核素治疗已经历了数十年的发展，目前一些新的放射性药物在临床中的应用，使放射性核素同时具有靶向性、特异性和介入性特点，并推向分子靶向研究，充分展现了放射性核素治疗肿瘤的广泛应用前景。

2. 放射性核素药物治疗的临床应用

（1）甲状腺癌核素治疗：甲状腺癌已成为当今世界发病增长速度最快的恶性肿瘤，最新统计结果显示，甲状腺癌在我国年发病率在女性恶性肿瘤中已从第八位上升到第四位。甲状腺癌包括甲状腺乳头状癌、滤泡状癌、髓样癌和未分化癌，还有一些不常见的如淋巴瘤和肉瘤等。通常所说的分化型甲状腺癌包含了甲状腺乳头状癌和滤泡状癌两种类型。由于分化型甲状腺癌细胞保留了甲状腺滤泡细胞摄取碘的能力，因此放射性碘（^{131}I）成了分子靶向治疗分化型甲状腺癌的特殊手段。患者手术后、经 ^{131}I 及血清促甲状腺素激素（TSH）抑制治疗，大部分患者获得了长期无瘤生存。在此向大家介绍 ^{131}I 治疗分化型甲状腺癌的一些常识。

● 这是一种什么药？

其实 ^{131}I 核素治疗并不神秘，我们日常所用的食盐中就有碘化钠（NaI），只是在此基础上置换一个带有放射性的碘元素而已。^{131}I 在自然衰变过程中同时产生两种射线: β 射线和 γ 射线。^{131}I 治疗甲状腺癌的主要机制就是利用 β 射线产生的电离辐射杀伤分化型甲状腺癌细胞。

● ^{131}I 是怎样识别和杀死甲状腺癌细胞的?

我们知道甲状腺组织内有一个叫做 Na-I 同向转运体的结构,它具有磁体一样的功能,可以吸引碘元素在此聚集,这样甲状腺癌细胞就成了 ^{131}I 靶子。患者口服了 ^{131}I,经胃肠吸收到血液,再到全身,^{131}I 通过 Na-I 同向转运体这个卧底几乎识别全身各个角落里的甲状腺癌细胞,^{131}I 就抓住这一机会猛烈发射 β 射线,一举歼灭所有癌细胞。

● ^{131}I 核素治疗有何禁忌吗?

大家切记要标重点,存在以下情况不能进行 ^{131}I 治疗:①怀孕和哺乳期;②严重肝肾功能衰竭;③血白细胞低于 $3 \times 10^9/L$。

● ^{131}I 核素治疗需要做什么呢?

首先,在 ^{131}I 治疗前要咨询医生,暂停甲状腺激素治疗 3 ~ 4 周,低碘饮食至少 2 周;其次,术后切口要愈合好,TSH 要达标。

(2)骨转移癌的核素治疗:疼痛是骨转移癌晚期常见的表现,严重影响了患者的生存质量。骨转移癌可引起高钙血症、病理性骨折和脊髓压迫等发生,通过放疗和核素治疗可以缓解患者疼痛,稳定骨质结构和完整性,进而在一定程度上提高了患者生存质量和延长生存时间。

(五)近距离治疗的流程

近距离治疗分为二维和三维近距离治疗,在精准放疗时代,三维放疗就好比在二维放疗基础上装上了一双眼睛,可以实时发现肿瘤位置和大小变化,使剂量分布更加精确,减少正常组织照射剂量。三维后装近距离治疗较二维后装近距离治疗耗时更长，流程也更加复杂，具体实施详见图2-11。

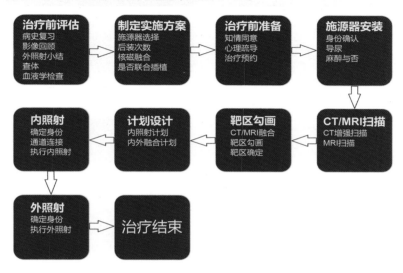

图 2-11 三维后装近距离治疗流程

（六）近距离治疗的防护

患者经常会询问在接受内照射治疗后，周围的家人和朋友是否需要特殊的安全防范措施。如果是短期近距离放疗，治疗结束后，没有放射源存留在体内，对于周围亲近的朋友或家人是没有放射性危险的。如果是永久性近距离治疗，低剂量放射源（粒子）在治疗后仍然停留在人体内会影响放射源（接受治疗的肿瘤）附近几毫米的组织，但辐射水平很低，并且随着时间推移，剂量逐渐减小，降低到本底辐射水平后，对周围人就没有影响了。但为了安全起见，部分接受永久性近距离治疗的患者会被告知在治疗后的短期内，不要近距离接触小孩或孕妇。

（梁 龙 李厨荣 白寒松）

第三章
放射线是如何杀死癌细胞的

第一节　产生射线

想用射线杀死癌细胞首先要产生射线，那么射线从何而来？

一、天然放射源

自然界中存在着各种各样的辐射类型，例如电子、质子、中子、α 粒子、负 π 介子、重离子等，不同的射线具有不同的穿透能力，如图 3-1 所示。地球上生活的人类，都不可避免地会受到射线的照射。此外地球一直处于太阳产生的质子中，此类来自太空的含有巨大能量的带电粒子也是宇航员探寻宇宙时会受到的主要伤害之一，在地球上生活的我们则多亏有大气层的保护，才得以避免辐射伤害。

产生射线的方式有多种，其中一种是自然界中存在的天然放射源，比如常见的 ^{226}Ra、^{60}Co、^{192}Ir 等。这些天然放射源好比家中有矿，不需要外界提供能量就能源源不断地释放射线，并且无论外界条件（温度、气压、湿度等）如何变化，其产生的射线有没有被人类利用，它们都豪横地、不间断地释放着射线，直至"矿尽粮绝"。天然放射源是天然本底辐射的主要来源。

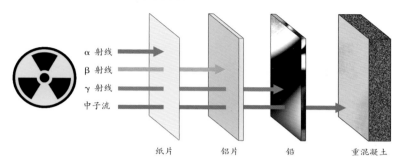

α 射线
β 射线
γ 射线
中子流

纸片　　铝片　　铅　　重混凝土

图 3-1　各种射线的穿透能力

二、医用加速器

除天然放射源外，医用加速器也可以产生射线，如图 3-2 所示。医用加速器是把带电粒子加速到较高能量的一种装置。带电粒子可以是电子、质子、重离子等。电子的体积较小，使用小型的线性加速器就能将其加速到高能状态，在目前的放射治疗中使用频率非常高。而质子则是一种相对较大的正电荷粒子，质量大约是电子的 2 000 倍，因此需要更加复杂的设备才能将其加速到治疗所需要的能量。重离子是元素的原子核，例如碳、氖等，用于放射治疗的重离子需要产生极高的能量，设备也更加复杂，因此目前只有少数医学中心可以做到。

医用加速器产生的射线可以直接用于肿瘤治疗，也可以在进行深加工后治疗肿瘤。比如可以用电子线轰击加速器头内的金属靶标（通常是钨），以产生用于治疗深部肿瘤的 X 射线。具体如何根据不同的病情选择哪种射线进行放疗，那就需要放疗医生与物理师根据丰富的临床经验与密切的沟通配合来决定了。

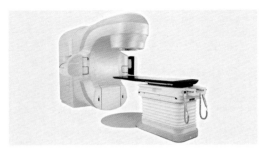

图 3-2　医用直线加速器

第二节　转移能量

射线是带有能量的，在它进入人体后，一部武侠剧就开始了。射线会遇到人体组织中的原子，原子乃是江湖中赫赫有名的绿林大盗，见射线来了就喊"此山是我开，此树是我栽，要从此路过，留下买路财"。无奈的射线只好把自己携带的部分能量交给人体组织中的原子，更惨的是，有些射线直接就被撕票了，不仅把所有的能量都交给了原子，而且自己也永埋其中。如图 3-3 所示。

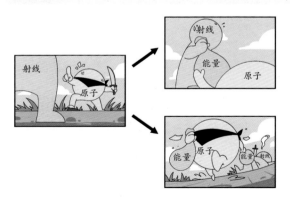

图 3-3　射线能量转移示意图

其实射线把能量转移给人体组织的过程非常复杂。这个过程可能经历了与核外电子发生非弹性碰撞、与原子核发生非弹性碰撞、与原子核发生弹性碰撞、与原子核反应、光电效应、康普顿散射、电子对产生、相干散射、光核反应等过程。这些过程都可以用公式来描述，为了节省篇幅，也为了照顾一些看到复杂公式就头疼的人，公式这里就不写了。

通过上一段叙述，是不是觉得这个过程比较复杂，复杂到可能很多人连概念都没听过，这个没关系，作为读者的你只需要记住一点就够了，那就是射线从人体组织中穿过是留下了买路财——能量的，至于组织细胞是以何种方式，劫取了多少能量，射线到底给了多少"钱财"，这些细节不需要过多关注。

尽管不同的射线留下的能量多少各有差异，但射线在人体组织中产生损伤的原理却差异不大。由电离辐射所致的急性、迟发性或慢性的机体组织损害称为辐射损伤，辐射损伤是我们下一节的核心内容。

第三节　辐射损伤

小日子过得不错的肿瘤细胞中的原子在抢劫到能量后本该更加壮大，但队伍却日渐萎靡，这背后究竟是何原因？下面来为大家揭密这个问题。

一、什么是DNA

你可能比较好奇，这章讲辐射损伤，怎么就先扯到 DNA 这里来了？ DNA 与杀死肿瘤细胞有什么关系？要回答这些疑问，首先就要给大家科普一下 DNA 以及其作用。

DNA 是存在于一切细胞中的生物遗传物质，英文名称为"deoxyribonucleic acid"，中文名称为脱氧核糖核酸。DNA 是一种非常大而长的分子，它由 2 条互补的连续碱基链组成，这些碱基由交替的糖和磷酸盐"脊柱"连接在一起，交织在双螺旋结构中。DNA 是生物体发育和正常运作必不可少的生物大分子，人类大约有 10 万个 DNA 片段，它控制着人的生长和行为，形成千差万别的人类个体。父代的外貌特征、气质、聪明才智、血型、疾病、寿命之所以能传给下一代，便是通过 DNA 片段来实现的。

DNA 中储存着遗传信息，如果它受到伤害就可能导致基因突变、染色体畸变、细胞增殖模式紊乱、细胞死亡、肿瘤转化或致畸。无论是哪种情况，如果 DNA 不能正常修复，就会导致细胞死亡或永久地生长停滞。射线可以阻碍癌细胞的不受控制地增殖，因此可以说癌细胞被射线杀灭或控制住了。

二、电离辐射

肿瘤细胞劫来的射线能量会引起自身发生电离反应，简单来说就是这部分能量使得肿瘤细胞或肿瘤细胞所在环境中产生自由电子和自由基。这些高活性化学物质经过一系列快速的化学变化之后，将导致强化学键的断裂，破坏大分子的结构，造成 DNA 损伤，如图 3-4 所示。

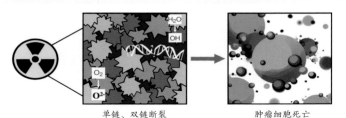

单链、双链断裂　　　　肿瘤细胞死亡

图 3-4　辐射的损伤效应

以上是辐射损伤的概述，看似简单，实际上电离辐射损伤的过程比较复杂，下面会稍微细致地介绍一下整个过程，有兴趣的读者可以阅读，如果没兴趣也可直接跳至本章第四节。

（一）电离辐射的直接作用

电离辐射的直接作用是指射线被生物物质吸收时，可能会与细胞中的关键成分相互作用，例如核酸、蛋白质、脂质等关键生物分子，导致其原子被电离或者激发，直接遭受破坏，内键断裂，产生自由基和活性氧，引发生物变化的一系列反应。

在直接作用中，自由电子（例如通过康普顿散射产生）导致附近 DNA 链的电离，从而导致 DNA 损伤。对于 X 射线或 γ 射线，这仅占产生的 DNA 损伤的 1/3 左右。

（二）电离辐射的间接作用

电离辐射的间接作用是指射线在细胞内并不直接与关键靶（DNA）起作用，而是和另一个原子或分子（如水分子）相互作用产生自由基，自由基扩散一定距离到达关键靶并造成损伤。

在间接作用中，电子与水分子（占细胞体积的绝大部分）相互作用，水分子被电离成 H_2O^+ 离子和电子。H_2O^+ 离子自由基的寿命相对较短，为 10^{-10} 秒，但可以与周围的水分子反应以形成额外的自由基 H_2O^+ 和 $\cdot OH$，如图 3-5 所示。这些增加的自由基，特别是羟基自由基（$\cdot OH$），具有高度反应性，并且具有更长的寿命，约 10^{-5} 秒，因此它们可以扩散到 DNA 附近并造成损伤。据估计，电离辐射的间接作用导致的 DNA 损伤占 X 射线或 γ 射线产生的 DNA 损伤的 2/3。

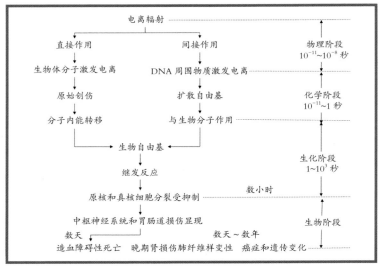

图 3-5 电离辐射的作用过程

三、细胞损伤

电离辐射的直接作用和间接作用都可能造成 DNA 损伤。DNA 损伤最显著的表现是单链断裂（SSBs）和双链断裂（DSBs），其中每个细胞产生的 SSBs 数量大大多于 DSBs（超过25 倍）。假设细胞正常修复机制没有遭到破坏，那 SSBs 被认为几乎不会造成什么严重后果，因为细胞可以使用相反的 DNA 链作为模板轻松修复。然而，由少数碱基对分开的 DNA 链断裂导致双链断裂，这更难或不可能修复。

虽然 DSBs 不如 SSBs 常见，但它更致命，可触发细胞死亡，如有丝分裂突变或凋亡。未成对的碎片染色质末端可能会重新配对并重新连接其他断裂的末端，以产生严重扭曲的结构，或者可能无法重新连接，最终导致染色体畸变。这些畸变可能致癌或导致其他突变，甚至引发细胞死亡。

从上面的解释可以看出，细胞群受到射线照射以后，部分细胞会发生死亡，部分细胞仅发生损伤，DNA 的损伤程度决定了细胞的最终命运。通常电离辐射引起的细胞损伤分为三种类型：

（1）亚致死损伤。受照射后经过一段时间能够完全被细胞修复的损伤，正常情况下几个小时之内即可修复。如果在未修复时再给予另一次亚致死损伤，则可形成致死性损伤。

（2）潜在致死损伤。这种情况是指正常状态下应当在照射后死亡的细胞，若照射后改变环境条件则又可以存活；若潜在致死损伤的细胞得不到适宜的环境和条件则转化为不可逆损伤，最终使细胞死亡。

（3）致死损伤。受照射后细胞完全丧失了分裂繁殖能力，是一种不可修复的、不可逆的损伤。细胞在完成 DNA 损伤识别和修复时，无法修复的 DNA 损伤会通过 DNA 复制给下一代细胞，导致细胞的遗传不稳定、突变、癌变和恶性转化，严重时会诱导细胞凋亡、自噬、坏死或其他形式的细胞死亡。

四、细胞修复

尽管细胞受到了辐照的损伤并产生一系列生化反应和不良后果，但是除射线外，我们的细胞本来每天都在经历各种各样的损伤，例如缺氧、低温、机械损伤等，所以，早就进化出了一系列特殊的通路去识别并修复这些损伤。例如，碱基可以通过碱基切除进行修复，DNA 双链断裂可以通过同源重组进行修复，对于复制时出现的碱基错误可以进行错配修复等。看到这里你可能会觉得疑惑，正常组织的细胞可以得到修复，肿瘤细胞受到射线伤害之后不是也可以自动修复了吗？别着急，接着往后看，看完之后你就明白了！

第四节　影响射线杀伤力的因素

前面我们介绍了射线杀灭肿瘤细胞的过程，接下来我们来谈谈有哪些因素会影响到射线的杀伤效果。

一、细胞吸收能量的多少——剂量

放疗患者经常能听到的一个词是剂量，或者说是多少 Gy。Gy 是剂量的单位，它用来衡量肿瘤和正常组织吸收了多少射线能量，就像衡量体重用"千克"，衡量长度用"米"一样，医生和物理师以剂量来规范使用多少射线。

如前所述，能量在组织中的沉积会导致 DNA 损伤，并降低或根除细胞无限期复制的能力，因此较高的剂量沉积也是导致肿瘤细胞死亡的重要因素。在每个放射治疗方案中，医生和物理师会根据患者肿瘤的不同部位、不同性质进行个体化的剂量选择，力求一击即中，最大限度杀伤肿瘤。

一般来说，大多数现代放疗都是用非常高能量、高度聚焦的射束来杀灭肿瘤细胞的，这些射束可以到达更深的肿瘤组织，使其沉积更多的剂量，同时，在它们通过的正常组织时沉积相对较小的剂量。如图 3-6，对于质子重离子治疗，射线对正常组织的伤害可以控制得比目前广泛使用的光子更低，因此在保护正常组织方面具有极强的优势，是未来放疗发展的重要方向。

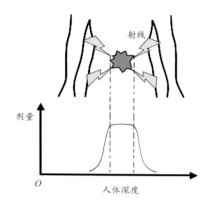

图 3-6 放疗剂量高度聚焦

二、细胞周期

我们希望肿瘤不继续增大，也就是肿瘤细胞不要分裂繁殖，同时正常组织的细胞保持它的功能，尽量不要减少，这种生长繁殖的行为就涉及细胞的一个基础功能——有丝分裂。所有增殖细胞，包括肿瘤细胞，都存在着有丝分裂周期，通过周期的循环往复进行细胞增殖。细胞周期可分为间期和分裂期（M 期）两个阶段。间期又分为 DNA 合成前期（G_1 期）、DNA 合成期（S 期）与 DNA 合成后期（G_2 期）。

经过科学家们的大量研究发现，细胞处在分裂周期的不同阶段时，所具有的放射敏感性是不同的。在有丝分裂间期中，G_2 初期和 S 末期的细胞对辐射会产生抵抗，而 G_2 末期的细胞则与分裂期一样具有放射敏感性。肿瘤组织中每个细胞的周期都不相同，处于不同增殖周期的细胞对射线敏感性也不一致。处在放射敏感性期时，细胞被破坏的可能性最大，因此医生们需要想办法让尽可能多的肿瘤细胞处在敏感期，这样才能最大限度地杀死所有肿瘤细胞，保证每次治疗都有一个不错的效果，如图 3-7。目前，我们已经能够通过各种药物手段将肿瘤细胞尽可能多地阻滞在放射敏感性最高的时期，从而导致细胞的增殖性死亡增加，提高肿瘤的放射敏感性。

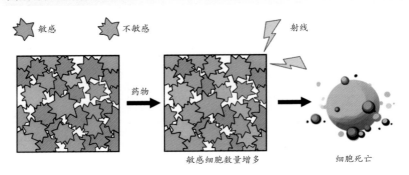

图 3-7　药物对放疗的增敏作用

三、放射敏感性

什么又叫作细胞的放射敏感性呢？我们接着往后说。就如字面意思，这是一种细胞对于射线的敏感性反应，对射线敏感性高的细胞受到的伤害更大。

放射敏感性与许多因素有关，例如，分裂增殖快的细胞敏感性高，分化程度越低的细胞放射敏感性越高，含氧量较高的细胞放射敏感性高……另外，放射治疗的敏感性还受下列因素的影响：临床分期、既往治疗、肿瘤生长部位及形状、有无局部感染、患者营养状况或有无贫血等。

在放疗过程中，正常组织也会不可避免地受到辐照，但其放射敏感性相对较低。而肿瘤细胞的生长和分裂比周围正常组织更快，其放射敏感性也更强，放射治疗过程中所施加的剂量足以杀死敏感的肿瘤细胞，同时尽量降低了对不敏感的正常组织的伤害，如图 3-8 所示。

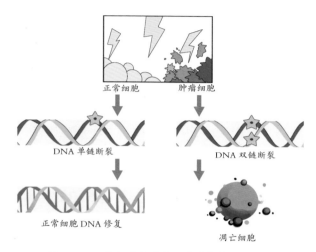

正常细胞　　　肿瘤细胞

DNA 单链断裂　　　　　　DNA 双链断裂

正常细胞 DNA 修复

凋亡细胞

图 3-8　正常细胞和肿瘤细胞对射线的不同反应

四、放疗的分次

讲到这个话题，我们需要提到两个概念，早反应组织和晚反应组织。早反应组织的特点是细胞更新速度更快，在接受照射后很快就会表现出损伤，不过其生化反应较为活跃，损伤能得到尽快修复，例如皮肤细胞；晚反应组织则和早反应组织表现相反，细胞更新速度慢，照射后产生的细胞损伤也不会立即出现。区分好这两个概念在放疗方案的制订中可太重要了！一个疗程的放疗可能分布在数天或数周内，这被称为分次。当放疗引起的 DNA 链断裂得不彻底时，受损细胞可以通过修复机制在照射分次间隙重新恢复自身成为正常细胞，所以，大多放射治疗需要反复多次照射。那么应该如何去衡量这个分次的大小呢？根据大量的实验研究证明，晚反应组织的细胞多数处在静止期，具有一定的辐射抗性，在分次剂量较小时，辐射抗性特别明显；当分次剂量增大时，辐射抗性会明显降低。另外，合理延长总治疗时间能大大减轻皮肤、黏膜等早期反应，而该方法对晚期反应作用很小。

由此可见，不同类型的正常细胞和恶性细胞对电离辐射的易感性各不相同。临床放疗计划旨在利用正常组织和肿瘤之间的差异，以便杀死尽可能多的恶性细胞，同时最大限度地减少对正常组织的损害，增加治疗比。

五、氧

氧对人体的重要性不言而喻，但是你知道氧在杀灭肿瘤细胞中还有重要作用吗？ 19世纪30年代起，放射治疗学家就开始研究氧对放射敏感性的影响。大量的事实证明，辐射过程中氧气的存在对随后的生物效应确实具有深远的影响。目前在可以改变放射生物学效应的化学药品中，氧最简单，效果也最显著。

氧在辐射产生自由基的过程中扮演着重要角色，据推测，氧能延长或延续由电离引发的自由基过程。自由基引起的DNA损伤在缺氧时可以被修复，但在有氧条件下能保持持续的破坏状态。与缺氧条件相比，在氧气存在的条件下癌细胞放射敏感性明显增加。肿瘤组织常有供血不足及乏氧细胞比率高的问题，部分癌细胞可逃避放射损伤，这是放疗后肿瘤再生长及复发的常见原因之一。

合理利用氧，或许能在放疗过程中产生更多意想不到的效果，如图3-9所示。在动物实验中，有些肿瘤细胞甚至只需要一小时就能进行再氧合，恢复到敏感状态，如果人类的肿瘤细胞也能像这样高效再氧合。那么长时间多次分割的放疗模式将可能杀死所有的肿瘤细胞。由于许多肿瘤具有异常的脉管系统和缺氧区域，因此氧气对电离辐射的影响以及放疗期间增强肿瘤氧合的潜力的研究在过去几十年中占据了很大比例。

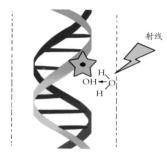

图 3-9　氧的作用

六、剂量率效应

剂量率效应是指在放射治疗过程中，辐射剂量率对生物效应产生的影响，剂量率即单位时间内细胞吸收的辐射剂量。随着剂量率的降低，照射时间会相对延长，在此期间，细胞会对自身一些较小的损伤进行修复，因此一定剂量引起的生物学效应是降低的。

对该种效应的研究衍生出了目前应用范围较广的"近距离放疗"，将放射源放在靠肿瘤组织非常近的位置，甚至是直接放置在肿瘤组织内部进行高剂量率照射，这种照射方式在宫颈癌、前列腺癌等疾病中取得了非常好的效果。

七、射线种类

前面描述的电离辐射的许多生物效应与射线种类有关，临床中常用的光子属于低 LET 辐射（LET 指传能线密度），也就是它在单位路径上损失的能量较少。高 LET 辐射，如中子和碳离子，在生物物质中会引起非常密集的电离痕迹，导致 DNA 修复减少、细胞周期缩短和氧气效应减少。对于低 LET 射线，对细胞的间接作用占主导；而对于中子或重离子，直接作用则更为明显，随电离密度的增加而增加，如图 3-10 所示。然而目前由于高 LET 射线放疗的费用昂贵，广泛的临床益处还有待进一步证实，临床使用还非常有限。

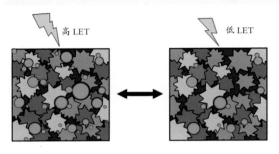

图 3-10　高 LET 辐射与低 LET 辐射的区别（红色代表电离，个数越多电离越多）

　　看到这里，前面关于在正常组织不受伤害的前提下，肿瘤细胞能否被彻底杀死的问题是不是就知道答案了? 首先，我们会采用各种方式严格把控剂量的分布，运用各种方式调高肿瘤细胞的敏感性，在保证肿瘤区域接受到足够照射的同时，尽可能减少正常组织所受的剂量。其次，我们的正常组织本身具有较强的修复能力，较小的辐射伤害都能够尽快得到恢复。而肿瘤细胞则因为其基因突变或基因组不稳定性及遗传物质分裂不对称性，参与损伤修复的组分功能不完善，修复能力下降，所以受到的辐射伤害是最大的，这也是我们治疗的最终目的。最后，我们想说，安全有效的放射肿瘤学服务是由多个复杂的环节构成的，需要对放射治疗设备和专门设计的建筑物进行大量投资，对设备的维护和更换进行持续投资，以获得工程支持的良好途径，这是最核心也是最重要的部分。因此，需要一支由具有丰富经验的医生、治疗师和物理师组成的专家团队进行全程把控，才能把射线的作用发挥到最大，以取得最好的治疗效果。

　　说了这么多，想必你现在对放射治疗有了一个更清晰的了解了吧! 随着我们对射线的探索不断扩大加深，未来必将在肿瘤治疗的领域取得更多、更大的进步!

（王先良）

第四章
患者该如何配合放疗流程

通过阅读前面三章内容，想必各位读者对放疗已经有了比较直观的认识了，在这一章当中，我们会结合前面几章的内容，告诉大家应该如何配合放疗，配合得好的话，是能够显著提升治疗效果的，所以非常重要。

第一节　配合放疗能起多大作用

对于癌症治疗来讲，患者和患者家属与医务人员的整体配合是很重要的。不同角色在各自的领域解决了医疗所需要的技术、质量、心理、资源等问题，只有大家齐心协力才能让问题回归和专注于疾病本身，才能保证最大的疗效。

放疗主要通过投射能量到肿瘤区域达到治疗的效果，投射能量时需要将能量集中在肿瘤区域同时避免其他部位受到照射，所以从技术上讲我们需要准确地获取肿瘤的位置，同时在能量投递过程中确保各个位置都保持稳定。基于此技术条件，大部分患者是通过固定的方式接受放疗，而放疗的能量将分 25 ～ 30 次（通常情况下，根据不同的肿瘤、位置和技术实施方案，分次可能会有不同）进行投递，同时还需要在这么多次放疗（通常 1 周 5

次，连续 5~6 周）的时间里保持稳定，而放松是最容易达到稳定的状态的，所以建议患者在放疗最开始选取固定装置的时候就保持放松。

理解放疗的实施原理和方案也有助于患者朋友们更好地配合，所以我们在前面将放疗的原理、实施方案以及发展历史都介绍给了大家，希望获得大家全方位地配合，配合带来的治疗效果是显著的，也是被学术界所认可的。下面我们将分不同的部位和常见的放疗实施方案，告诉大家具体如何配合。

第二节　放疗流程中通用的环节

对于现代放疗来讲，大致的流程是一致的，在所有流程开始之前，放疗医生会根据每个患者的具体病情制订个体化的治疗方案，这个个体化的治疗方案包括选择什么样的射线类型、选择什么样的放疗技术、通过放疗消灭哪些地方、有危及的器官如何保护、结合患者的一般情况判断放疗做多少次等，经过了以上评估之后才会正式进入放疗流程。目前放疗有同位素放疗、光子放疗（X 射线）和粒子放疗等，本节以最常见的光子放疗外照射，也就是 X 射线放疗外照射的情况为基准做流程介绍。X 射线放疗外照射是目前放疗领域应用最广泛的放疗手段，在技术实施上我们采取了一种叫等中心放疗的技术方案，简单来说就是通过直线加速器，产生高能 X 射线围绕患者的肿瘤立体体积中心旋转，通过在不同的角度修正 X 射线的形状和强度，保证 X 射线的剂量（能量）覆盖肿瘤体积，这种技术方案在前面也介绍过，称之为适形调强放疗（IMRT）。接下来就以 IMRT 技术方案为例，介绍放疗流程。

一、体位固定

在前面的章节我们已经了解到了放疗是将能量分为若干次放进患者的身体里面，要确保每次都精准地照射肿瘤部位，这就必须对患者的身体进行必要的固定。放疗医生和放射治疗师会根据照射的部位和具体情况采用个体化的固定方法，制作相应的固定模具（见图 4-1），需要使用热塑膜、真空垫、各种体架板等辅助材料，总体要求重复性好、舒适性好，值得一提的是每个患者的体位固定所用的配件都是个体化定制的，是独一无二的，是依照患者能够在若干次放疗过程当中保持舒适稳定的状态制作的，所以需要患者密切地配合和自我关注。这个环节需要医生、放射治疗师、患者及家属的共同参与。

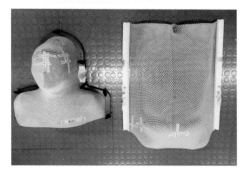

图 4-1　固定模具展示（部分）

二、模拟定位

体位固定好后，为了能够准确地知道需要消灭的肿瘤在哪里，需要用影像学的手段来获取肿瘤及其周围器官的详细数据，常见的模拟定位手段有 CT、MRI 和 PET-CT，可以用这些技术更加精细化地明确肿瘤的位置，需要注意的是并不是每个患者都需要 MRI 或者 PET–CT 的协助，绝大部分患者还是使用 CT 作为模拟定位的主要手段（如图 4–2 所示）。通过 CT 获取的影像主要有四个作用：①明确肿瘤及其周围的密度关系，便于计划系统进行剂量计算。②医生通过影像识别进行靶区和危及器官的勾画，确定哪些地方要照射，哪些地方要保护。③物理师根据医生划定的照射范围和保护范围制订放疗计划，使能量投射过程获取最优解，以最小的正常组织损伤代价最大可能性地消灭肿瘤。④放射治疗师在放疗实施环节前进行图像配准（在具有图像引导的功能情况下，后面详细讲）。大部分放疗单位会在这个环节在患者的体表皮肤或固定模上画上标志线，这些标志线，是进行再次体位固定的重要标志，需要精心保护。需要特殊说明的是，通常会采用增强 CT 做模拟定位，这样的目的是让肿瘤显示得更加清楚，但是这同样带来了一个风险，即可能存在增强造影剂过敏的情况。造影剂主要是含碘离子，所以如果患者对碘过敏的话，是禁止使用造影剂的，同时某些药物服用史也是禁止使用造影剂的，例如，糖尿病患者常用的二甲双胍。这个环节需要医生、物理师、放射治疗师、患者及家属的共同参与。

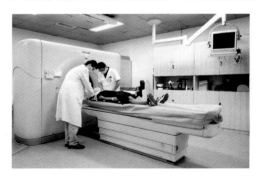

图 4–2　模拟定位

三、靶区勾画

影像数据经过初步的处理后，由放疗医生勾画肿瘤靶区和需保护的正常组织廓图，肿瘤靶区就是需要射线照射的区域，正常组织是需要保护的区域。这个环节是精准放疗的关键环节之一，通常会由经验丰富的医生团队来完成，医生通常会在这个环节花费很多的精力和时间，反复比对 CT、MRI、内镜和临床查体等情况，在 CT 定位图像上仔细斟酌，确保不遗漏肿瘤并且尽可能保护正常的组织，如图 4-3 所示。这个环节主要由医生完成，患者无须参与。

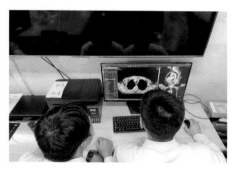

图 4-3　靶区勾画

四、计划制订

在医生勾画靶区和正常器官并给出处方剂量之后，物理师或剂量师需要根据照射范围、照射剂量及正常器官的剂量限值进行计划制订，如图 4-4 所示。计划制订是物理师或剂量师在放疗计划系统中设计加速器射线照射肿瘤的方式，主要是选择最优的角度和最佳的能量输出效率，计划制订好后，需要医生和物理师共同评估计划，必要时还需要对计划进行调整。额外补充一点，目前的放疗计划是通过医生给出的目标然后逆向实施的，故也被称为逆向调强放疗，在放疗过程中物理师或者剂量师会使用高性能的专业计算机进行计算，计算机模拟的计划是极其精准的。

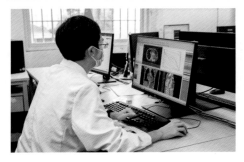

图 4-4　计划制订

五、计划验证及复位

在计划进行临床治疗之前，物理师需要对计划的可靠性和精确性进行验证，也就是要保证加速器会按照放疗计划系统中的设置对患者进行治疗。放疗计划设计完成后，物理师或剂量师会将计划传输到治疗设备（加速器）或者可以驱动治疗设备的网络系统中，然后对计划进行质量保证（QA）检查及验证。检查内容包括患者的个人信息、放疗靶区、处方信息及放疗计划信息。计划验证则是利用专用的剂量测量设备，在要进行治疗的设备上进行实际照射，将实际照射的剂量与计划的剂量进行对比。如果所有这些都没有问题，放疗工作人员才会通知患者到医院进行复位验证然后进行放疗。复位的目的是确定放疗实施阶段的标记点。在放疗实施阶段，治疗师会根据复位阶段确定的标记点对患者进行摆位，如图 4-5 所示。另外，治疗师通过模拟机的影像设备对比肿瘤的位置是否发生了明显变化，权衡肿瘤的位置变化是否会对精准放疗产生影响，从而评估是否需要重新进行 CT 定位，进而保证放疗的安全实施。总的来说，复位是放疗实施前的安全保障。

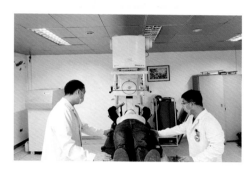

图 4-5　放疗前复位（摆位）

六、放疗的实施

经过了以上各种准备，放疗才会真正进入临床执行阶段。在放疗实施阶段，患者需要配合放射治疗师进行摆位，也就是恢复到体位固定和模拟定位时的状态，如图 4-6 所示。因为计划的肿瘤照射区域是模拟定位阶段确定的，所以患者需要配合治疗师，尽可能重复模拟定位阶段的体位。另外，部分放疗机构具备图像引导技术，即在放疗前通过影像设备进行位置的最终确认，与患者 CT 定位阶段的影像进行对比，将肿瘤的位置调整到射线照射区，确保精益求精。在极少数单位（例如四川省肿瘤医院）具有核磁引导的加速器，这种图像引导的方式可以实时地通过肉眼观测到肿瘤的位置，使整个放疗过程更加可控和精准。

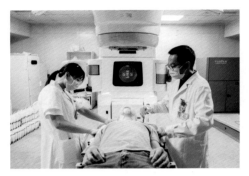

图 4-6　放疗的实施

总体来说，放疗之所以有效，是因为将合适的射线剂量准确地投射在肿瘤区域，从而消灭肿瘤。为了达到这一准确的效果，需要对以上若干步骤进行环节把控，同时整个过程也需要患者和家属的密切配合。

第三节　不同部位肿瘤放疗患者如何配合放疗流程

本节仅以 X 射线外照射为例，介绍放疗流程，在近距离治疗、术中放疗、粒子治疗等方面在流程上会有差异，前面介绍了这些技术的基本情况，由于这些技术应用在现阶段不如 X 射线放疗外照射广泛，就不再花篇幅介绍了，有相应技术开展的机构在治疗前都会有详细的介绍和注意事项交代，下面将针对不同部位的患者注意事项进行介绍。

一、头颈部肿瘤

头颈部肿瘤的放疗通常是外照射治疗，即通过一个大型的放疗设备实施，患者在治疗时平躺在治疗床上，接受放疗。前面谈到了，放疗是分若干次实施的，为了确保每次位置的一致性，通常会使用一种叫热塑膜的材料进行固定，这种材料在 60℃以上会变得透明和柔软，在柔软的情况下会将其放置在患者的头颈部，然后冷却至室温，这时这种材料会变得不透明同时硬化。热塑膜硬化后的形状就是患者当前的体位，在接下来的每一次放疗或者使用固定装置的过程当中，都需要保持这样一个位置，特别需要注意的是，一些细微的位置只有患者本人才能够感知出来，有一些方法可能有助于患者记忆，例如额头 / 鼻尖 / 下巴 / 双耳在制作完固定装置后的压力感觉，记住这种压力感觉，如果在后续使用过程当中有额外的压迫或者疼痛，则说明位置需要调整，需要特别说明的是，假牙需要在佩戴固定装置时取下。另外就是着装问题，通常建议着棉质无领、轻薄且无金属亮片等装饰物的衣服。

　　有些患者会使用咬合装置，这种装置有助于提升口腔的剂量分布，降低口腔的放疗副反应，具体的副反应在后文会谈到。在使用咬合装置时，通常是使用牙齿来咬合，而咬合装置通常也有齿印，记得保持一致的咬合力和对应齿印即可。

　　有些患者的治疗区域在靠近表皮的区域，这时会使用一种叫组织补偿物的柔性材料覆盖在治疗区域表面，这样做的目的是提升表面剂量，组织补偿物通常是可以用清水清洁的，在使用时放置在同样的位置即可，需要注意的是尽量让补偿物和皮肤之间不要留空隙。

　　头颈部肿瘤的放疗还有一些极为特殊的技术方案，例如口粘胶咬合固定装置、NTX 头刀等，具备这种技术方案的单位很少，使用时遵医嘱即可。

二、胸腹部肿瘤（乳腺除外）

胸腹部肿瘤对于放疗来说是比较特殊的，其原因是有呼吸运动的存在，胸腹部肿瘤也会使用热塑膜的固定方式，在制作热塑膜时，应避免鼓气或者憋气，保持放松即可，否则会造成热塑膜和放松体位形成较大的误差。在通常情况下，保持规律、平静呼吸即可。

有些情况会使用真空垫 / 发泡胶等固定方式，这种情况下依然是保持舒适放松的体位，真空垫 / 发泡胶的方式可能会让身体的某一部分皮肤产生褶皱，所以在使用时尽可能保持一个角度进入真空垫 / 发泡胶，在使用这类固定方式时，可能会在患者的体表进行标记，如果不是文身的情况，请注意保持标记线的存在，如果标记线不清楚了需要请医务人员重新标记。

有些固定方式是双手上举或者双手下垂，需要注意双手放置的位置和避免耸肩。

三、盆腔肿瘤

盆腔肿瘤通常采用双手上举仰卧的位置，在制作固定装置时需要放松双腿和臀部肌肉，避免紧绷。更重要和更容易忽略的问题是膀胱直肠的管理，通俗点来说就是大小便的状态，盆腔放疗时建议膀胱充盈，这样会让照射区域（通常是宫颈、前列腺和直肠）位置更加固定，剂量分布更合理，小便的充盈对于放疗来说是很难绝对控制的，在自然情况下，我们可以采用在放疗前 1 个小时左右排空，然后饮水 500 ml 对膀胱进行充盈，对直肠的管理稍微麻烦点，需要养成定期排便的习惯和保持一贯的饮食习惯。

特殊情况下会采用尿管或者灌肠等管理方式。

上面说到的关于饮水控制膀胱的问题，可能有些人有疑问：我喝茶、喝可乐行不行？这里的观点是：目前没有研究来细致地讨论过这个问题，从科学逻辑上来说，肾脏对不同的饮品过滤率可能不同，同时部分饮料还含有利尿的成分，人体每天的状态可能也不大一样，这个问题在目前是没有绝对的答案，不过建议是在整个放疗周期里保持差不多的饮水饮食状态，如果有饮茶的习惯也可以保持一致，使用同一种茶叶甚至同样的温度饮用，至于可乐等饮料，还是不太建议作为膀胱控制的标准饮品。另外有人也会问，500 ml 很多，200 ml、300 ml 行不行？同样的道理，只要能在周期里尽可能保持一致的状态也是可以的。饮水时需要注意不要过烫，避免诱发食管癌。

对于部分体胖的患者来说，可能会在化疗阶段导致体重骤降，腹盆部是最容易先瘦下去的部位，对于体重变化较大的患者需要重新评估放疗固定方式，整个放疗周期保持相同的体态是最佳的。

宫颈癌有一部分重要的实施手段是近距离治疗，关于近距离治疗的原理和介绍等前文有概述，这里主要谈的是近距离治疗时的患者配合问题。

四、乳腺肿瘤

乳腺肿瘤虽然部位在胸部，但是作为全球目前发病率第一的恶性肿瘤（每 6 位女性当中就有一个乳腺癌患者），有必要单独说。其实对于乳腺癌患者来说首先要解决的就是心理压力问题，因为每次治疗时需要去除所有衣物，很多地方工作人员又是男性，这无形当中增加了患者的心理负担。不过这个问题确实需要患者和医务人员一起克服，医务人员更多的是关注疾病本身，需要大家共同努力战胜疾病。

放疗对于乳腺癌的整个治疗来说处于一个辅助地位，这个辅助是个相对概念，一般在手术前放疗被称为新辅助放疗，术后放疗被称为辅助放疗，绝大部分患者遇到的是术后的辅助放疗。根据手术的方式不同又分为全切和保乳，这对于放疗来说可能会形成两种不同的放疗方案，通常全切的患者需要提升皮肤表面剂量，降低瘤床残留的可能性，在这种情况下需要用到前面提到的组织补偿物，然后配合热塑膜使用，使用时依然是保持放松的体态，同时需要注意的是组织补偿物的位置，通常会在体表进行一些标记。保乳术后的放疗有采用热塑膜固定的，也有采用无膜的，无膜的话是患者直接平躺在专用的乳腺托架上，通过一些非接触式的引导方式进行放疗，需要注意的是依然要保持放松和稳定的呼吸频率。

左侧乳腺的保乳术也有使用深吸气屏气（DIBH）的治疗方式，即在治疗时患者深吸一口气，在屏气状态下实施放疗，这种技术的优势是可以拉开需要照射的乳腺区域和心脏（特别是左前降支的剂量），降低心脏的放疗副反应，同时由于在屏气状态下实施放疗，肿瘤没有呼吸运动的影响，治疗效率极高。但实施这种技术需要患者的密切配合。首先要学会如何屏气，呼吸是由膈肌和肋间肌共同作用导致，上面说了，DIBH技术的主要目的是降低心脏剂量，所以在吸气时尽可能地使胸廓充气（避免腹式呼吸的腹腔充气），这样可以有效让心脏和靶区之间形成一个保护性的距离。吸气量的绝对值每个人是有不同差异的，一般而言我们建议靠近吸气量的最大值（但不要达到最大值，因为这样很难保持重复性，一个治疗周期里面需要屏气4~6次），为了确保位置一致，我们在吸气时要求尽可能地排除残余气体（学术上称之为潮气量），通常几次喘气式或者叹气式呼吸能够有效地排除潮气量，在排除气体后进行深吸气。DIBH 的实施需要听从医务人员的指令，包括什么时候吸气、什么时候呼气，整个过程需要练习若干次，配合得好的情况下，能够达到极佳的治疗效果。关于DIBH 在乳腺癌当中的治疗有相当多的研究，无一例外证明其对于乳腺癌的放疗是极其有价值的，包括在右乳的放疗当中也有很大的作用，如果乳腺癌患者有幸读到这篇文章，建议您也练习一下深吸气屏气（吸一口气，憋气大于 30 秒，循环 4 ~ 6 次）。

　　有些乳腺癌患者需要使用到俯卧位，这样可以让乳腺腺体掉落于空洞当中，可以有效地避免身体其他部位接受照射。这种情况下通常也会配合热塑膜的使用。在采用这种方式时，患者需要尽可能地记住身体各部位肌肉与俯卧位的固定架的接触面和力度，因为微小的误差是难以被工作人员发现，所以只能尽可能地靠患者自己有效的感知记忆获取最稳定的固定方式，这个建议对于各种固定方式都适用。

五、其他部位

　　四肢或者一些特殊部位需要放疗的患者，往往采用更加个体化的体位固定方式，在患者记忆力不佳的时候（俗话说好记性不如烂笔头），建议患者的亲属将固定方式通过照片留存下来，便于患者记忆和给其他环节的医务人员参考。同时也可以采用上面推荐的自行身体感知记忆的方法，记住固定的体位，只要体位稳定准确了，放疗的效果那可是很好的。

　　需要特别注意的是，某些特殊部位的放疗会有一些额外的附属配件，这些配件如果是单独使用的话，会让患者保管，所以使用时一定要牢记这些附属配件的状态和正确的使用方法。

第四节　特殊放疗技术该如何配合

前面基本上谈到了各个部位的放疗实施需要患者配合的部分，为了确保放疗的效果，还有一些特殊技术，由于篇幅的限制，我们只能针对其中稍微常见的特殊技术进行讨论，有许多特殊技术由于没有普适性，我们在这里不再赘述了，由医务人员单独宣教。

一、呼吸控制技术

呼吸控制技术在胸腹部肿瘤、乳腺癌的放疗中具有极大的临床价值，通过此方法可以有效地减少由于呼吸运动带来的靶区移动，减小正常组织的损伤，提升局部控制率。

呼吸控制技术常见的有几种，在 CT 定位环节为了精确地获取靶区运动位置，会使用 4DCT 技术，即在 CT 的三维维度上增加时间维度，将靶区根据呼吸运动的情况采集下来，这样可以避免靶区漏照射。在实施 4DCT 时不同医院会有不同的技术细节方案，但是对于患者来说，如果患者知道需要做 4DCT，那么只需要保持规律、稳定的正常呼吸即可，不宜用深大或者浅快等方式呼吸，且这种呼吸方式需要在以后的放疗当中也同样保持，这样可以尽可能地保持获取靶区的稳定性。

除了 4DCT 以外，在治疗时还会用到几种呼吸控制技术，其中 DIBH 技术在乳腺癌的章节进行了阐述，这里不再赘述，DIBH 技术不光能够在乳腺癌治疗中应用，配合良好的 DIBH 还可以在肺癌、胃癌、食管癌等疾病治疗中应用。与 DIBH 效果类似的还有一种叫主动呼吸控制的技术，简称 ABC，这种技术是口含呼吸器，通过一个能够关闭或者打开通气阀的呼吸阀门来控制呼吸，在使用时患者需要深吸气，通过预设的阈值，达到阈值后通气阀关闭，开始屏气状态，通常根据个体情况不同，需屏气 25 ~ 45 秒，在屏气情况下实施放疗。ABC 系统一般会配置单独的口含呼吸器和鼻夹，口含呼吸器当中有过滤网，这部分不得用清水清洗，其他部分是可以用清水清洗的。另外由于该设备是依照欧洲人的身体条件进行开发的，鼻夹对于中国人相对偏扁宽的鼻翼不太好用，可以使用游泳的鼻夹代替或者自行屏气。使用时患者手中会手持一个控制设备，控制设备使用时按压开关打开系统，如果觉得不适或者屏气有困难则可以松开开关，这样系统会打开通气，同时加速器会有连锁功能，停止出束。

腹压板也是常见的呼吸运动限制技术，即通过腹部施加压力，减小膈肌运动的方式来限制呼吸运动的大幅度移动，使用时会有不适，患者需全程保持浅呼吸，可以适当地提升呼吸频率。

总而言之，呼吸运动对放疗来讲影响很大，为了减小这种影响，我们应用了一些技术来控制或者限制呼吸运动，这个过程需要患者的充分配合并且需要大量练习，保持每次呼吸运动控制 / 限制的稳定性和一致性，这样能够达到极佳的治疗效果。

二、其他特殊技术

需要患者密切配合的还有磁共振引导下的放疗技术，该技术是在加速器上使用磁共振进行实时引导（图 4-7），达到实时可视化放疗的技术，对头颈部、胸腹部和盆腔等部位的放疗都有显著的临床应用价值，在使用该技术时需要患者严格按照磁共振的使用要求进行，其中包括除去所有的金属物品，在双手上举时避免双手接触。同时在该技术方案下，体位固定几乎是个体化的方案，需要拍照记录，同时牢记体位固定的方式。在盆腔肿瘤放疗时会进行严格的直肠膀胱管理方式，这部分遵医嘱实施即可。

放疗还有许多特殊技术，包括大剂量放疗、螺旋断层治疗等，由于对于患者来说配合上面差异不大，就不再赘述。

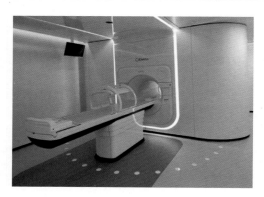

图 4-7　磁共振引导放疗的加速器

（李林涛　张啸龙　买尔比亚）

第五章
放疗副反应的科学防治

　　在放射治疗过程中，放射线主要通过破坏肿瘤细胞的 DNA 来杀死癌细胞，进而阻止或延缓肿瘤的生长。在这个过程中，放射线也会不可避免地伤害到肿瘤细胞周围正常细胞的 DNA，这样就会导致接受放疗的患者出现副反应。由于放疗的部位不同，放疗副反应也不相同，常见的放疗副反应包括呕吐、脱发、皮肤干燥、疲倦、腹泻、食欲缺乏等。另外，放疗所致的副反应可能出现在放疗过程中，也可能发生在放疗后数年。放疗副反应因人而异，主要取决于放疗剂量、放疗部位以及患者个人情况等多种因素。

　　有些患者由于认识的误区，往往在治疗前会过于担心放疗副反应，甚至出现拒绝放疗的情况。但总体上讲，大多数放疗副反应都是可以预防和治疗的。只要掌握科学的防治方法，就能最大限度地预防放疗副反应的发生，最快速度地缓解放疗副反应的影响，进而保障放疗的顺利进行和治疗疗效。因此，本章主要介绍在放疗中和放疗后科学防治放疗副反应的方法。

第一节　放疗中副反应的科学防治

一、放疗中皮肤损伤（放射性皮炎）

放射性皮肤损伤（放射性皮炎）是放疗过程中最常出现的并发症之一，常发生在皮肤皱褶处。放射性皮肤损伤轻者表现为脱皮，严重者可出现破溃（如图 5-1 和图 5-2 所示），并伴有疼痛、出血、感染、活动受限等。一旦出现严重的放射性皮肤反应会导致放疗暂停，进而影响放疗进度和治疗效果，延长治疗时间。因此，患者在放疗一开始就需要配合医护人员做好放射区域皮肤的护理，预防放射性皮肤损伤，以保证放疗的顺利进行。

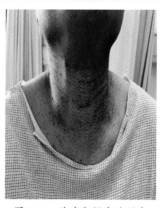

图 5-1　放疗期间皮肤脱皮

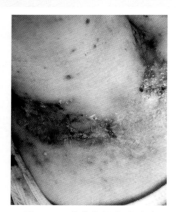

图 5-2　放疗期间皮肤破溃

要预防放射性皮肤损伤，患者需要做好以下几个方面：

1. 保持皮肤清洁干燥，避免摩擦，有脱皮时勿撕皮，避免风吹日晒，外出时打伞遮阳，冬天围棉质围巾，勿做热敷、冰敷与理疗。穿低领宽松棉质内衣，衣服领口尽量大（如图 5-3 所示）；冬天勿穿硬领及毛领衣服，防止摩擦加重皮肤损伤；颈部禁止佩戴饰物。

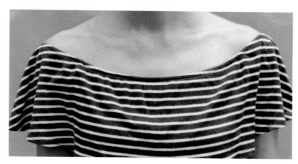

图 5-3　放疗期间衣服领口尽量大，避免与放疗区域皮肤摩擦

2. 勿抓挠照射部位的皮肤，勤剪指甲，防止睡觉时无意间因瘙痒抓挠皮肤而引起破溃。

3. 放射区域皮肤禁贴胶布，勿用酒精、碘酒等刺激性药物，不用肥皂、凡士林、沐浴露等化学成分制剂，应用软毛巾在温水里沾湿来轻轻清洗，水温适宜，避免过烫。

4. 局部皮肤遵医嘱使用皮肤保护剂，常用的皮肤保护剂分为膏（乳）剂和喷剂。使用膏（乳）剂时涂抹范围大于照射区域 1 ~ 2 厘米，轻轻按摩至完全吸收，每日 2 ~ 3 次，以防治放射性皮炎；使用喷剂时，需清洁皮肤后，再均匀喷于渗液处，每日 2 ~ 3 次。皮肤保护剂不推荐在放疗开始前 30 分钟使用。若放疗区域的皮肤变红、脱皮、瘙痒、疼痛，属正常的放射区域皮肤反应；若疼痛加剧、皮肤出现渗液等，应及时报告医生，并做相应处理。

二、放疗中口腔溃疡（放射性口腔黏膜炎）

80% 以上的头颈部肿瘤患者在放疗过程中都会发生口腔溃疡，即放射性口腔黏膜炎。若放疗联合化疗和（或）靶向治疗，会加重口腔黏膜炎的症状，半数以上患者甚至会发生较为严重的口腔黏膜炎。放射性口腔溃疡表现为口腔黏膜充血、红斑、糜烂、溃疡及纤维化等（如图5-4所示），此时患者会感觉疼痛、进食困难、口干、味觉障碍等，严重者被迫暂停放疗。放射性口腔黏膜炎可以预防，且重在预防，在放疗一开始即应进行有效的预防措施。

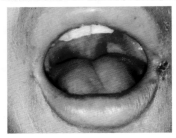

图5-4　放疗期间患者发生放射性口腔黏膜炎

（1）戒烟、戒酒，避免热、酸性及辛辣的食物，良好的口腔卫生有助于预防和减轻口腔黏膜炎。

（2）经常性地饮用温开水、淡盐水、碱性（碳酸氢钠）漱口水或遵医嘱使用漱口水漱口，切勿使用含酒精的漱口水，将漱口水含在口里做吸吮、鼓腮动作，让液体在口腔内来回冲击，以清除牙齿缝隙间的食物残渣，湿润口腔，每次含漱3~5分钟，每日4次以上。

（3）若出现口腔溃疡、吞咽疼痛等不适，应告知医护人员，让其予以止痛治疗及药物对症处理；避免坚硬、辛辣食物刺激，以温凉无刺激匀浆膳为宜；疼痛明显者可在餐前30分钟使用喷雾止痛剂（如利多卡因）先行止痛，以改善进食状态。

（4）若出现重度口腔反应，暂停使用牙刷，可用棉签或棉球沾水轻轻擦洗，加强口腔含漱。

（5）随着放疗剂量的增加，唾液腺反应加重，唾液分泌减少，会逐渐出现口干的症状，除多饮水外，可食用一些滋阴生津的食物，如梨、甘蔗汁、西瓜、草莓、罗汉果泡水、乌梅、柑橘等；

也可采用口腔保湿剂或人工唾液、干口含片或干口胶润滑口腔。

（6）一些药物能预防和减轻口腔黏膜炎，具体请咨询专业的医护人员。

（7）大多数放射性口腔黏膜炎可在放疗结束后 2～4 周逐渐缓解，但仍需进行持续有效的预防措施。

（8）加强饮食与营养：头颈部肿瘤患者接受放疗时大部分鼻腔、口腔、口咽、喉以及唾液腺均包括在受放疗照射范围内，此时味觉、嗅觉、咀嚼、吞咽以及唾液腺分泌等重要生理功能会受到影响，导致口干、味觉减退、恶心呕吐、口腔（咽）黏膜炎、吞咽困难、疼痛等并发症，引起进食减少而出现营养不良。据相关研究报道，放疗过程中，体重丢失 ≥ 5% 的患者有一半以上，营养不良的直接后果是影响肿瘤对放疗的敏感性，也会导致患者对治疗的耐受性下降、治疗中断进而影响治疗疗效。早期营养治疗可预防和及时纠正营养不良，良好的饮食和积极的营养支持可增强口腔黏膜的抵抗能力，促进放射性口腔黏膜炎的修复，从而减少口腔副反应，增加饮食量，满足患者的营养需求，减轻患者的放疗副反应。所以，患者需注意以下事项：①放疗期间需要保持体重不可变化过大，每周监测体重，维持体重非常重要，以免影响放疗的精确性、增加放疗副反应、降低疗效。②经口进食不能满足营养需求时应采取置胃管或静脉营养治疗等方式补充营养。③口腔疼痛致吞咽困难者可将食物用破壁机打碎做成匀浆膳，减少食物在口腔内的摩擦，便于吞咽，少食多餐，必要时遵医嘱口服营养补充（ONS）。

三、放疗中鼻腔堵塞、分泌物增多

若头颈部肿瘤患者的放疗部位紧邻鼻腔，如鼻咽癌患者在接受放疗时是无法完全避开鼻腔的。随着放疗剂量的增加，鼻腔黏膜出现病理改变，导致鼻腔的自洁作用下降，表现为鼻腔干燥甚至出血；另外，放疗过程中也会产生坏死物。因此，患者应采取的鼻腔护理措施是以鼻咽冲洗为主的综合护理。

（1）避免鼻腔黏膜损伤，勿用手指挖鼻孔。

（2）使用油性滴鼻剂缓解鼻腔干燥的症状。

（3）鼻咽冲洗：①保持鼻腔清洁，坚持并做好鼻咽冲洗；②每日用温水冲洗鼻腔 2～3 次（晨起、放疗前、睡前冲洗），每次冲洗量为 500～1 000 ml，冲洗液温度 35～38℃；③冲洗压力不可太大，以水刚好能冲进鼻腔为宜，以防中耳炎等并发症；④冲洗时应两侧鼻腔交替进行，冲洗一侧鼻孔时冲洗液应从另一侧鼻孔或口腔流出；不要用手抠鼻腔内的结痂，要用冲洗的方法使其脱落，以免引起出血，若有少许鼻出血应减少冲洗次数或暂停冲洗并告知医生；如果鼻腔出血较多，应暂停冲洗并及时告知医护人员处理；⑤选择合适的鼻咽冲洗器：可选择手动或电动（如图 5-5 和图 5-6 所示），手动鼻咽冲洗器经济实惠，电动鼻咽冲洗器舒适度高。

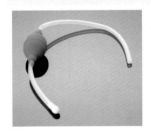 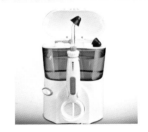

图 5-5　手动鼻咽冲洗器　　　　图 5-6　电动鼻咽冲洗器

四、放疗中吞咽梗阻、疼痛（放射性食管炎）

放射性食管炎多发生于食管癌、肺癌及纵隔等胸部恶性肿瘤的放疗过程中，由于食管无法规避地出现在照射野中，放射线使照射野中的正常食管上皮细胞损伤，食管黏膜发生充血、水肿。急性放射性食管炎最常见的发生时间在放疗后 2~3 周。主要表现为吞咽疼痛、进食梗阻感加重、胸骨后烧灼感或不适。

患者可以通过以下措施来预防放射性食管炎。

1. 心理准备

保持良好的心理状态，以最佳心理状态接受治疗。消极、悲观情绪不利于治疗和康复哦！

2. 饮食准备

调整饮食结构，加强营养，进软食、流质或半流质，以富含高热量、高蛋白、高维生素、低脂肪的食物为主，如鱼、虾、猪瘦肉、鸡肉、鸭肉、鹅肉、牛奶、豆浆等，避免干硬、带骨、带刺、成片状的食物，切忌食用团块状、过硬、辛辣刺激性食物，以免引起疼痛和食管穿孔。避免进食腌制、霉变的食物。多吃新鲜水果和蔬菜，每天保证 250 g 左右蔬菜和水果。同时戒烟酒，这样利于促进组织修复、减轻毒副作用，提高治疗效果。

3. 口腔准备

保持口腔清洁，每日早晚、饭后用软毛牙刷刷牙，进食后、睡前根据口腔情况或遵医嘱选用漱口水漱口，每次含漱 3 ~ 5 分钟。

如放疗中出现放射性食管炎，患者可以通过以下方法来进行缓解和治疗。

（1）饮食：放疗期间应避免干硬、成片状的食物，切忌食用团块状、过硬、辛辣刺激性食物，以免引起疼痛和食管穿孔。

（2）进食速度宜慢，细嚼慢咽，口服药片（非缓释 / 控释片）时可研成粉末，颗粒过大的食物或进食过快易造成食物嵌顿。

（3）进食时取坐位或半坐位；饮食应少量多餐，不宜过饱，忌暴饮暴食；进食后半小时内不可平卧，避免食物反流。

（4）注意休息，放疗后静卧 30 分钟。避免立即进食，可减轻胃肠道反应，如恶心、呕吐。

（5）多饮水，每日饮水 2 000 ml 以上，可用金银花、菊花等泡水饮服，以增加尿量，排除毒素，减轻放疗反应，保持大便通畅。

（6）保持口腔清洁：每次进食前先饮少量如 100 ml 温开水湿润食管以利于食物顺利通过；进食后再饮少量如 100 ml 温开水以冲洗附着于病变部位的食物残渣，减少食物滞留管腔，减轻黏膜的充血、水肿，减轻食管炎症状。

（7）治疗原则：以消炎、止痛、修复受损的食管黏膜及营养支持治疗为主。如果不影响进食，可暂观察，进温热、无刺激的半流食，多饮水；中重度疼痛影响进食者，可遵医嘱给予静脉抗炎、激素、营养补液处理，必要时需要暂停放疗。放疗期间有任何不适，请告知医务人员，及时处理，切不可隐瞒或自行处理！

五、放疗中咳嗽、气紧（放射性肺炎）

如果患者在放疗过程中出现咳嗽、气紧等症状，在排除肿瘤本身原因、感染等后，需要警惕放射性肺炎的发生。急性放射性肺炎通常发生于放疗开始后的 3 个月，主要表现为发热（多为低热）、刺激性咳嗽或干咳（或伴少量白色泡沫痰）、伴随有呼吸急促、胸痛和呼吸困难等，严重者常因为呼吸困难而死亡，但也有一部分患者只有影像学改变而无临床症状。

（1）预防：重在预防，放疗期间注意保暖，特别是季节交替时，进入放疗机房要注意增减衣物，预防感冒，因为感冒会增加肺部感染的概率。

（2）治疗：对刺激性干咳的患者，给予镇咳剂，若夜间持续咳嗽可饮温热水，减轻咽喉部的刺激，必要时氧气雾化吸入。

合并感染时，遵医嘱使用抗生素，并采用止咳祛痰、适当吸氧等方式对症处理。如出现胸痛、胸闷气紧、呼吸困难、发绀，除及时给予吸氧外，要立即通知医生，密切观察有无气胸的发生。

（3）呼吸功能锻炼：提高肺功能，改善通气，降低肺部感染机会。①腹式呼吸：取坐位、卧位或侧卧位，集中精神，放松全身肌肉，缓慢深吸气到最大肺容量后屏住呼吸，屏气时间由2～5秒，逐渐增加到10秒，然后缓慢呼出，连续进行10～20次，每天早、晚各进行一次训练。②缩唇式呼吸：用鼻吸气，用口呼气，呼吸按照深吸气呼气，口唇收拢做吹口哨动作，吸呼比为1:2或1:3，每天练习数次。如图5-7所示。

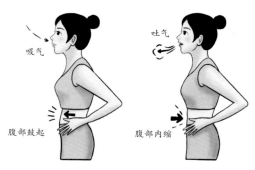

吸气　　　吐气

腹部鼓起　　　腹部内缩

图 5-7　呼吸功能锻炼

六、放疗中消化道副反应

1. 消化不良、放射性胃炎、非复杂性胃溃疡、胃溃疡合并穿孔或梗阻

这是胃癌放疗常见的并发症，所以放疗前要进行充分准备，所谓有备无患，要向医生及护士了解放疗步骤，放疗中可能出现的不良反应以及需要配合的事项，消除紧张恐惧心理，积极配合治疗。也可遵医嘱预防性使用组胺拮抗剂，如遇胃部突然不适、疼痛等，及时告知医务人员，及时处理，切不可隐瞒或自行处理，以免延误出血及穿孔的抢救时机，危及生命。

2. 恶心、呕吐、腹部绞痛、厌食

这是肾癌和胰腺癌等中上腹部常见的放疗不良反应，虽然这些反应很常见，但是也不能掉以轻心，医生护士也会在放疗前、中、后严阵以待，在积极预防并发症的同时做好对症处理，可使用止吐药，也可适当给予抗酸剂等，每周至少检查一次血常规、血生化，监测体重，积极补液纠正脱水，可实施肠内营养支持，如空肠造瘘置管，也可静脉补充营养等支持治疗，避免因营养不良导致非计划中断放射治疗，影响疗效。通过积极的营养支持和止吐治疗，大部分胃肠道毒性反应是可以慢慢缓解的。

3. 食欲减退、消瘦、体重减轻

这个对于想减肥的人来说定是欣喜若狂，但是对于肿瘤放疗患者来说就苦不堪言了，因此需要定期监测体重，反应较轻可以耐受的先观察，同时要劳烦家属在吃上下功夫。临床上经常听到家属抱怨："我辛辛苦苦煮了的营养餐，患者一口都吃不下，或者吃了又吐了。"除了考虑食物的营养价值，还要色香味俱佳，如果还是吃不下，那就要想其他办法了，遵医嘱进行肠内肠外营养治疗，肠内营养治疗就是从鼻腔安置一根管子到胃内或空肠内，直接把食物或营养液注入体内，肠外营养治疗就是从静脉输注氨基酸、脂肪乳及各类营养素。若反应较重不能耐受则需要遵医嘱暂停放疗，并积极处理相关并发症，但是这种情况在临床上极少发生。

4. 肝功能异常

可能大家经常听到甲型肝炎、乙型肝炎、丙型肝炎，很少听到放射性肝炎，当然是只有肝脏及其周围器官放疗才会引起的一种肝炎，与其他传染性肝炎不一样，它不具有传染性。急性放射性肝炎并发症包括四肢无力、肝功能暂时损伤、恶心、呕吐（主要发生在肝左叶肿瘤放疗）、发热和各类血细胞减少，亚急性和晚期并发症就有可能发生肝衰竭、放射性肺炎、胃肠道出血等，听起来是不是特别严重，感觉命都快没了，不过各位读者放心，在目前精准放疗（IGRT、IMRT）下大多数患者都只有轻微的反应，一旦有症状加重的苗头，主管医生会积极处理或暂停放疗。所以积极预防是关键，比如肝衰竭可以通过患者的选择和谨慎的治疗计划来避免。

6. 消化道出血

一听出血大家都会紧张，放疗引起的消化道出血主要与周围器官的放射剂量有关，也会有个体差异，大多数人十二指肠或胃的外照射剂量大于 55 Gy，才会出现严重的出血、穿孔等并发症，但是一般放疗都会在安全剂量内。少量出血者严密观察生命体征、面色等，一旦出现大量出血，需暂停放疗，给予止血处理措施。

七、放疗中尿频、尿急、尿痛、肉眼血尿（放射性膀胱炎）

放射性膀胱炎是宫颈癌、直肠癌、膀胱癌、前列腺癌等放疗常见并发症，主要表现为有刺激性排尿症状（排尿困难、尿频、尿急和夜尿）和膀胱痉挛。预防措施尽量保持每次放疗时保持膀胱容量与定位的一致，保持体位固定，勿随意移动，这是预防放射性膀胱炎的关键。另外膀胱癌定位和放疗前 15 分钟要排空尿液，保持膀胱呈空虚状态，如果排不出来的要想办法把尿液引流出来，如导尿。

（1）保证每日饮水量 2 000 ml 以上，每次排尿后注意外阴及尿道口的清洁，防止逆行感染。如有尿频、尿急、尿痛、肉眼血尿等症状，及时报告医生或护士，反应严重的患者应停止放疗，给予消炎、止血、补液对症支持治疗。

（2）行膀胱灌注药物时需先排尽尿液，药物灌注后勤翻身、改变体位，使药液充分接触膀胱。

（3）膀胱癌行膀胱造瘘的患者及家属要学会观察造口的颜色、周围皮肤有无破损及湿疹，保持造口周围皮肤清洁干燥；更换造口袋时用生理盐水清洗造口及周围皮肤，并用无菌纱布轻轻擦干，免得有异味；正确佩戴造口袋，妥善固定，保持密闭，定期更换；定时放尿液，防止感染。

（4）急性尿潴留：这是前列腺近距离放疗后最常出现的症状，与急性创伤、前列腺炎症和水肿相关，发生尿潴留要及时采取措施把尿液引流出来，不然应了那句俗语"活人让尿憋死"。另外还有些人还会出现尿频、尿急和尿失禁。放疗后 1 ~ 3 个月最明显，放疗后 3 ~ 6 个月就慢慢消失了。

八、放疗中腹泻、便血（放射性直肠炎）

（1）放射性直肠炎是盆腔脏器放疗的常见并发症，放射性直肠炎早期表现为腹痛、腹泻、直肠不适和偶发直肠出血，后期可出现便血，有痔疮者可能症状更加早和严重。

（2）预防措施包括照射期间每次放疗前排空大便，如不能排空直肠，可考虑行灌肠。放疗时均应和定位时保持相同的体位。合理饮食，避免进食高纤维素或其他对肠壁有刺激性的食物，宜少渣、无油脂，少食甜食及产气的食物。腹泻和腹痛可通过遵医嘱口服盐酸苯哌酸乙酯、洛哌丁胺、硫酸阿托品和果胶来控制。

（3）如果大便次数增多，要注意保持肛周皮肤清洁、干燥，穿棉质透气内裤，每次便后用柔软的湿纸巾擦拭，用温水清洗。注意观察患者的大便次数、量、性状、颜色并及时做好记录，可每天用温水坐浴 2 次或 3 次，以促进局部血液循环，减轻疼痛，坐浴后肛门要保持干燥。有造口的患者，家属要学会造口袋更换，保持造口周围清洁干燥，免得有异味。

（4）严重的放射性直肠炎，患者会感到下腹痛并不停地想上厕所，但又解不出来或者解一点，特别是夜晚，影响睡眠，真的是苦不堪言，这个时候一定要告诉主管医师，可采用小量保留灌肠治疗来缓解症状。遵医嘱使用局部麻醉药物利多卡因、地塞米松、康复新液、表皮生长因子、硫糖铝、中药等都具有缓解急性放射性直肠炎症状的作用。灌肠方法：宜在晚上进行，嘱患者睡前 30 分钟排空大小便，使用型号适宜的一次性肛管，插入深度 10 ~ 15 cm，用 50 ml 注射器抽取灌肠液，匀速缓慢推药，拔除肛管后，患者卧床休息 1 小时以上再排便，推药半小时后可变换体位，以利于药液吸收。

九、放疗中放射性阴道炎

放射性阴道炎是宫颈癌、子宫内膜癌等放疗的常见并发症，按美国放射肿瘤协会（RTOG）分级分为 0 级、Ⅰ级、Ⅱ级、Ⅲ级和Ⅳ级，分级主要是看阴道炎症的严重程度，这个是由主管医师和主管护师来鉴定，患者可以了解一下。

预防放射性阴道炎发生需要进行阴道冲洗，常规持续的阴道冲洗在清除肿瘤坏死脱落物及阴道分泌物的同时，也可提高放疗敏感性和舒适度，还可以预防阴道粘连和狭窄。阴道冲洗的具体方法包括：

（1）外阴癌、宫颈癌、子宫内膜癌及低位直肠癌、肛管癌等放疗时需常规冲洗外阴及阴道，2 次 / 天，冲洗液为生理盐水、温开水或主管医生开具的其他溶液。

（2）为什么要进行阴道冲洗呢？听我慢慢道来，宫颈癌或子宫内膜癌等进行放疗杀灭其肿瘤细胞，肿瘤细胞坏死脱落，可能还伴有少量出血，阴道冲洗可以把阴道内的坏死组织冲出来，增加放疗敏感性。阴道冲洗还可防止阴道感染、粘连，阴道粘连将直接导致后期性生活质量下降，甚至无法进行性生活，从而给婚姻关系带来危机。年轻患者的配偶以青、中年为主，性生活需求相对较多，故预防阴道粘连与狭窄的责任更重大，意义更深远。老年患者虽然性生活需求没那么强烈，但是阴道粘连引起宫颈管引流不畅，则可引起宫腔积液，合并感染后可造成宫腔积脓，也会给患者带来痛苦，影响生活质量。同时阴道冲洗让阴道洁净还可以增加舒适度。现在知道阴道冲洗的重要性了吧！

（3）阴道冲洗的具体方法为：使用专用的冲洗器，冲洗液的量为 500 ～ 1 000 ml，冲洗时取蹲位或坐位，挂于距阴道口 60 ～ 70 cm 的高度，将排空管中的空气排出，轻柔地插入阴道（深度以 6 ～ 8 cm 为宜），打开开关，利用重力使水流下进行冲洗，冲洗液的温度以 38 ～ 42℃为宜，插入阴道的过程要动作轻柔，插入前可用液状石蜡润滑冲洗器前端，边冲洗边旋转，注意勿损伤宫颈组织和阴道黏膜。当冲洗液剩余 1/3 时，边冲洗边退出，以利于坏死物质的排出。冲洗结束后采用毛巾将外阴擦干，穿好衣物，观察冲洗液的性状。

（4）当宫颈或阴道有活动性出血时，暂停冲洗。建议冲洗应自放疗开始至放疗结束后的 3 个月，每日 2 次；放疗结束后 3 ～ 6 个月，建议每日 1 次；放疗结束后半年至一年，建议隔日一次或一周冲洗 1 ～ 2 次，坚持冲洗 2 年，也可终身冲洗。有特殊情况的遵医嘱进行冲洗。阴道冲洗器及其用物如图 5-8 和图

5-9 所示。

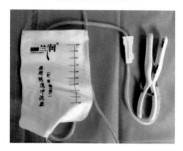 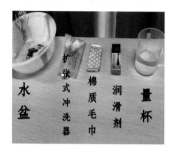

图 5-8　阴道冲洗器　　　　图 5-9　阴道冲洗器用物

十、放疗中血细胞减少（骨髓抑制）

放射治疗或多或少对骨髓抑制有一定的影响，尤其是同步放化疗的盆腔放疗患者更加严重，骨盆的髂骨等扁骨是重要的造血器官，因此骨髓抑制是盆腔放疗患者常常出现的并发症之一，主要是白细胞、血小板减少及贫血。

（1）血细胞减少时应加强营养，进食高蛋白食物如鸡蛋、奶制品、鱼虾，多补充新鲜蔬菜和水果；注意个人卫生，勤洗手，勤更换衣物，保持口腔清洁，使用软毛牙刷刷牙，进食后漱口；经常开窗通风，保持病室空气清新。保持床单位干净整洁，所有这些都能增强患者的抗感染风险能力，避免因白细胞、血小板、血红蛋白减少而引起感染、出血等严重并发症。

出现Ⅳ度骨髓抑制（白细胞低于 $1.0 \times 10^9/\text{L}$），需采取保护性隔离，佩戴好口罩，病房每日三氧机消毒。减少探陪人员，尽量避免与上呼吸道感染者接触，防止交叉感染。注意有无出血及感染症状，如出现头晕乏力、发热、腹泻、出血、视物模糊、呕吐等不适及时告知医护人员，按时行升血细胞治疗及定期复查血象。

十一、放疗中毛发脱落

放化疗均可引起毛发脱落，毛发全部重新长出可能需要6～12个月。放疗后毛发有时不能完全重新长出；若重新长出，其外观或触感也异于之前。脱发后，可戴假发、帽子、围巾、头巾或其他头部遮盖物以改善外观。脱发后需注意头皮护理，包括外出时遮盖头部，保暖，防止头皮晒伤；头发重新长出的过程中一周洗头不超过2次，轻轻摩擦头皮以清除干皮，避免在头发完全长出前染发。

十二、放疗过程中各种管道的管理

（一）放疗中营养管的管理

肿瘤放疗患者因营养不良，往往需要安置营养管，包括鼻胃、鼻肠管或行经皮内镜下胃/空肠造瘘术等。患者需要按照以下几个方面进行营养管的管理：

（1）剪裁适宜的鼻贴，妥善固定，避免胃管脱落，标识清晰；尤其是穿脱衣服、下床活动时，胶布松动应及时更换。

（2）管喂食物应是无渣、卫生的流质饮食，药物应磨碎兑水注入，管喂前后用20 ml温开水冲洗管道，以防堵塞；缓释/控释片不可碾碎管喂，需整片使用（如止痛药缓释片等）。

（3）食物现配现用，配置后常温下放置不超过4小时，亦不建议放冰箱。

（4）管喂营养液的温度应保持在38～40℃，过凉易引起腹泻，肠痉挛反应；过热易发生黏膜损伤。

（5）每次管喂时患者需采用半卧位或者坐位，管喂后不宜立即躺下，以防呛咳、误吸等发生。

（6）根据需要可选择匀速滴注或缓慢推注的方式，每次不超过200 ml，间隔时间2小时，如果有明显饱胀、恶心、呕吐等症状，请及时和医生、护士沟通，可适当调整每次的量和间隔时间。

（7）保持口腔清洁，管喂后用温水漱口。

（二）放疗中气管导管的管理

放疗前将金属导管更换为塑料导管。内导管每日清洗2次，保持切口皮肤清洁；痰液黏稠者可进行雾化，鼓励咳嗽、咳痰。出院前学会气管导管自我护理，学会导管的取出、装入、清洗、消毒等方法。导管系绳松紧适宜，以能插入一指为度，防止系绳过紧；保持导管系绳及导管垫的清洁干燥；瘘口用湿纱布覆盖，防止灰尘、异物、细菌直接侵入呼吸道；每日多饮水，以补充气道失水；全喉切除者为防止造瘘口狭窄，放疗结束后仍需每晚带管。

第二节　放疗后副反应的科学防治

一、放疗后张口受限

头颈部肿瘤患者放疗时颞下颌关节、咬肌、颈部肌肉受到照射导致其纤维化，发生张口受限，即上下切牙最大切缘间距 < 3.5 cm（如图5-10所示）。张口困难可致患者营养不良（因咀嚼功能受损）、口腔卫生不良、疼痛和肌痉挛。一旦出现坚张口困难需要终生理疗，包括自主式被动活动度训练，如用双手将颌骨掰开

（完全放松时）或在口腔内上下牙之间放置压舌板、开水瓶塞。持张口锻炼、颈部功能锻炼能预防和减轻张口困难的发生和严重程度。

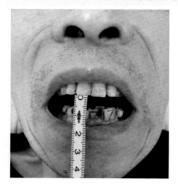

图 5-10 放疗后张口困难（上下齿间距离＜ 1.0 cm）

二、放疗后鼻腔干燥、鼻炎、出血

不可用手指挖鼻、用力擤鼻；鼻腔干燥时滴鱼肝油；坚持鼻腔冲洗可使部分患者嗅觉恢复和减轻鼻腔干燥的症状。放疗后可进行鼻腔、口腔护理。

（1）继续坚持鼻咽冲洗，以防鼻腔粘连、干燥，减少鼻腔出血。

（2）继续保持口腔卫生，大多数放射性口腔黏膜炎可在放疗结束后 2 ~ 4 周逐渐缓解，但仍需进行持续有效的防护措施。

（3）继续加强饮食与营养支持，放疗不良反应导致患者摄入减少及营养状况下降，出院后需继续营养支持至少 3 个月。

（4）出院后 3 年内禁止拔牙，防止放射性骨髓炎的发生；出现牙疾需要治疗时，应告知牙医放疗史，可每年洁牙 1 次。

（5）防治和积极治疗感冒及头颈部感染，以免诱发急性蜂窝织炎。

三、放疗后口干、味觉改变

患者的唾液腺因射线照射后受到损伤，使唾液分泌的数量、性质和成分改变，导致口腔内唾液腺功能丧失，进而引起口干、口腔烧灼感、唇舌痛、龋齿、口腔黏膜炎、味觉丧失等一系列症状。接受放疗的头颈部肿瘤患者大部分都会出现不同程度的口干症状，可通过以下方式减轻症状。

1. 饮食方面

进食湿的、较软的食物；有规律地小口喝水，或饮用无糖液体来保持良好的口腔湿润；避免口腔刺激物，如咖啡、酒精和尼古丁；避免酸性饮料，如可乐、雪碧、橙汁；胃肠功能好的患者，可以少量食用清凉冷饮、奶油冰激凌等。

2. 生活习惯方面

外出时要随身携带水杯，方便口干时随时饮用；保持鼻道通畅，以避免张口呼吸；空气干燥时使用空气加湿器，保持室内相对湿度在 70% 左右；每次用餐后需要漱口，以清除食物残渣，防止细菌繁殖，保持口腔清洁。

3. 对现有唾液流量的刺激

酸的或苦的物质能带来的味觉刺激，对唾液流量的刺激最有效；甜味物质，如无糖硬糖，也可刺激唾液流量，但程度相对较低；此外，咀嚼无糖口香糖可以在刺激唾液流量的同时提供味觉和触觉刺激；可遵医嘱使用药物和针灸等方式治疗口干。

四、放疗后听力、视力下降

放疗后出现中耳炎、听力下降，要进行听力的监测，中耳炎有外耳道溢液时需保持耳道清洁；儿童需监测听力随访至成年；耳聋者使用助听器。视力下降或者白内障患者需要注意日常生活的安全。

五、放疗后头颈部功能活动障碍

颈部僵直是放疗导致的颈部肌肉纤维化，是放疗的晚期损伤表现之一。近年来，因精准调强放疗技术的开展，颈部肌肉纤维化的发生率逐年降低，但仍需进行预防。头颈部功能锻炼是预防相关并发症的重要措施，放疗一开始就需进行功能锻炼，每天早、中、晚，至少3次。放疗结束后仍需要终身坚持头颈部功能锻炼。一旦出现颈部肌肉纤维化可采用按摩、针灸等物理方式进行治疗。常用的头颈部练习有：

1. 张口练习

预防张口困难，改善局部血流和张力。张口至最大，然后闭合，每天张口至少200次；或用木塞放于两侧口角上下齿之间，咬住木塞，同时双手按摩颞颌关节，每次坚持3～5分钟，每天3～5次。如图5-11。

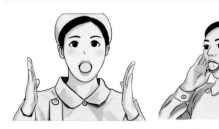

图5-11 张口练习

2. 颈部活动

防止颈部组织纤维化。先低头，然后慢慢抬头，仰头，恢复正常。将头尽量靠近左肩，慢慢恢复；将头尽量靠近右肩，慢慢恢复，顺时针轻柔转头。如图5-12。

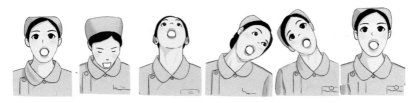

图 5-12　颈部活动

3. 叩齿

锻炼咬合功能。上下牙齿轻叩或咬合，每次 100 下，每天 2 ~ 3 次，以锻炼咬合功能。如图 5-13。

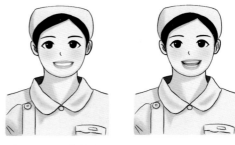

图 5-13　叩齿练习

4. 舌肌运动

锻炼舌部肌肉，预防舌肌萎缩和功能退化。将舌头往前伸出，再往右伸出，然后往左伸出，最后收回至口腔内。如图 5-14。

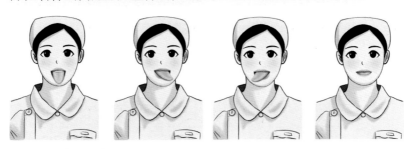

图 5-14　舌肌运动

5. 眼部活动

活跃眼部肌肉，促进血液循环。眼球顺时针、逆时针转动（或头平视前方，眼睛依次往上、往左、往下、往右看；再依次往下、往左、往上、往右看，如此反复）。同时将食指、中指放在两侧太阳穴，顺时针、逆时针按摩。如图 5-15。

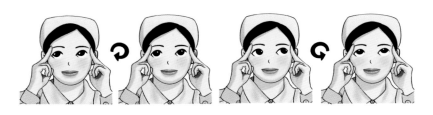

图 5-15　眼部活动

6. 耳部活动

改善听力，防止鼓室粘连。先用食指不断按压两侧外耳廓，再用拇指和食指轻轻向外提拉耳垂，然后由下往上、再由上往下按摩耳廓。如图 5-16。

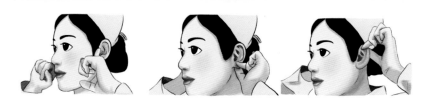

图 5-16　耳部活动

7. 鼓腮和鼻腔活动

鼓腮和鼻腔活动可预防颞颌关节及周围肌肉组织纤维化。依次练习闭唇、鼓腮，鼻腔吸气、口鼻慢慢呼气等动作。如图 5-17。

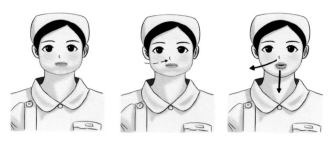

图 5-17　鼓腮和鼻腔活动

六、放疗后甲状腺功能减退

头颈部放疗、免疫治疗等可能引起甲状腺功能减退，应每 6 ~ 12 个月检查一次血清促甲状腺激素（TSH）水平，患者需要服用甲状腺素片替代治疗，常用左旋甲状腺素片。建议晨起餐前半小时服药，如果漏服，可在当日其他时间补服或者次日按照原剂量正常服药。查血检查甲状腺功能，根据 TSH 值调整药物剂量。患者及家属要学会监测药物不良反应：如剂量过大，会出现心慌、头痛、肌肉无力、痉挛、潮红、发热、震颤、失眠、多汗、体重下降等症状；如服药剂量不足，会出现面部水肿、表情淡漠、体重增加。发生不良反应需要到医院就诊以调整药物剂量，同时在服药期间补充钙剂。

七、放疗后脑功能障碍

原发性或转移性脑肿瘤患者可在放疗后几个月出现迟发性并发症，包括短暂局灶性神经系统症状。如认知功能障碍，表现为学习记忆力减退、共济失调、意识模糊、痴呆，罕见情况下可导致死亡、癫痫发作、视力障碍、中耳炎、儿童生长发育异常等。

定期复查，坚持学习、运动可减轻症状，遵医嘱采用药物、物理疗法等方法可预防脑功能损伤。听力、视力和运动障碍者在日常生活中需注意安全。

八、放疗后发音功能障碍

下咽癌、喉癌治疗靶区为喉，或喉部非常接近治疗靶区，故治疗头颈部肿瘤可引起发音障碍。仅出现声音嘶哑者可进行语言交流。全喉切除者可练习食管和咽部振动发音、使用电子喉、发音重建术等；用写字板交流是一种有效的交流方式。

九、放疗后吞咽功能障碍

原发肿瘤局部破坏、放疗影响、口干燥症、手术破坏和同步化疗的影响均可导致吞咽困难。需要和专业的康复医生一起评估吞咽功能，判断患者有无窒息的风险，采取吞咽训练来改善症状。同时要注意饮食，选择黏稠的软食，如香蕉、蛋糕、面条等；坐位进食，曲颈吞咽可减少呛咳；呛咳时不可进食；进食时需要有人陪护。

十、放射性心脏损伤

放射性心脏损伤是放疗后一系列心血管并发症的统称，主要包括无症状心肌缺血（隐匿性冠心病）、心律失常、心包炎、心绞痛、心肌梗死、缺血性心力衰竭，甚至猝死，潜伏期长。心脏受照射体积和照射剂量是最重要的影响因素，吸烟、高血压、血脂异常、肥胖、糖尿病等是高危因素，联合化疗可能会增加其发生率。

1. 预防

放疗前戒烟酒，控制好血压、血脂。放疗期间注意休息，避免劳累，预防感冒。

2. 治疗

治疗原则为减少放射性心脏损伤的危险因素，抗炎、抗血栓及营养心肌治疗。如出现心慌、胸闷、胸痛等情况，及时与医务人员沟通。

十一、放疗后淋巴水肿

淋巴水肿是指淋巴液流动中断导致的液体和纤维脂肪组织蓄积，是一种可以处理但通常不能治愈的慢性疾病。

（1）乳腺癌术后辅助放疗的患者，表现为外观异常伴上肢功能障碍。上肢淋巴水肿的发生主要与腋窝淋巴结清扫有关，腋窝淋巴结清扫切断了部分淋巴管，放疗进一步引起细微的淋巴管狭窄、闭塞，且皮下组织发生纤维化，限制了淋巴液回流，长期如此则引起淋巴管增厚、硬化及管腔内出现纤维蛋白原栓子，淋巴液回流进一步受阻，并可继发感染。

①预防　预防上肢水肿的六个避免：避免患侧上肢损伤、感染；避免患侧上肢静脉注射药物、抽血；避免患侧上肢测量血压；避免患侧上肢接触高温环境，如热水浸泡、桑拿浴等；避免穿戴过紧的戒指、项链、内衣等；避免患侧上肢搬运重物。

②治疗　出现淋巴水肿应早期积极治疗，现有的治疗措施主要为物理治疗，目的是阻止水肿进一步恶化，对严重上肢淋巴水肿患者，可在淋巴水肿门诊治疗。

（2）盆腔淋巴结清扫术可引起淋巴管和淋巴结缺损，清扫数量越多，则淋巴管系统的损伤情况越严重，淋巴水肿的发生率也越高，放疗可能会引起盆腔内淋巴管、血管等结缔组织纤维化、僵硬，导致狭窄甚至闭锁，造成淋巴循环障碍，引起下肢的淋巴水肿，尤其是盆腔手术后接受放疗的患者发生率更高。一旦下肢淋巴水肿，患者最明显的感觉是肢体变得肿胀，有的甚至肿成大象腿，裤子也"变小了很多"，还有伴着随一系列的症状，如下肢沉重感、皮肤粗糙、紧绷感、麻木感、刺痛等。如果发生下肢淋巴水肿该如何预防及处理呢？

①保持皮肤清洁，每日用温和的肥皂清洗下肢皮肤，涂乳液来避免皮肤干裂。如果腿部肿胀，外出时应穿硬底鞋，穿着宽松的衣服，除非是医护人员让患者使用的特殊衣物或绷带。

②定期随访，盆腔放疗肿瘤患者应密切关注小腿的腿围变化，连续测量肢体周径，了解放疗后的注意事项和下肢淋巴水肿的临床表现，充分掌握早期淋巴水肿的识别方式，早发现、早处理。

③盆腔手术或放疗后要保持体重和身材，避免过度肥胖，避免桑拿浴、蒸汽浴和热水缸浴等，坐着或躺着时用枕头垫高肢体，不应使肢体长时间处于重力依赖位，例如久站、久坐或跷二郎腿。

④尽可能避免对有淋巴水肿的肢体进行注射、抽血和静脉内插管。避免进行其他会刺伤皮肤的操作，如针灸或文身，以防出现感染，引起蜂窝织炎。

⑤严重的下肢淋巴水肿患者要在专业的机构通过专业培训的理疗师进行淋巴引流和综合消肿治疗等。

十二、放疗后骨折与股骨头坏死

盆腔放疗、肋骨放疗等容易引起骨丢失，并增加骨折风险。骨折与股骨头坏死大部分发生于接受放疗的前列腺癌患者，联合治疗可能会增加放疗对骨密度的影响，骨盆放疗后的结直肠癌患者也应长期监测骨密度，恰当用药以治疗骨质减少和骨质疏松。若出现骨折的症状应到专业医院进行仔细评估及处理。生活中要注意不要剧烈运动或做对骨盆有伤害的危险动作等。

股骨头坏死是盆腔肿瘤放疗的远期并发症，有些没有明显的症状，有些会出现静息痛或行走时痛，患者放疗后要多注意休息，避免剧烈运动，预防股骨颈骨折，定期随访，如有任何不适，立即到专业医院就诊或联系主管医生咨询处理。

十三、放疗后肠穿孔、肠梗阻

肠穿孔就是肠子破洞了，肠腔内的肠液或粪液流入腹腔，引起腹痛、腹肌紧张、压痛及反跳痛等腹膜刺激征。为什么肠子会破呢？大部分肠穿孔是肿瘤浸润肠壁全层导致穿孔，也可因腹部或盆腔放疗损伤肿瘤周围肠结构，尤其是回肠（放射性肠炎）和直肠（放射性直肠炎），慢性放射性肠炎可能导致肠穿孔，需立即接受外科治疗，患者出现穿孔的时间差异很大，从放疗后 2 个月至 58 个月不等，一旦发现肠穿孔要立即禁饮禁食，寻求专业人员安置胃肠减压器，积极对症处理。

腹盆部放疗可诱发小肠肠系膜粘连性和纤维化改变，此为迟发性并发症，通常在完成治疗后一年及一年以上时出现。放疗也可导致浆膜炎，继而导致管腔狭窄与肠道动力障碍从而引起梗阻。肠梗阻一般表现为肛门无排气和排便、腹胀、腹痛等。要做到防患于未然，住院期间就需要检查腹部体征及是否有肛门排气，患者要在床边或病房内活动，促进胃肠蠕动功能，一旦确诊肠梗阻，应立即禁饮禁食，就是不能吃东西也不能喝水，安置胃肠减压器，观察并记录引流液性质和量，观察患者生命体征、大小便情况，指导患者自我防护的方法和技巧，妥善固定好胃管，严密观察病情；另外要做好全胃肠外营养支持，如果保守治疗无法缓解就需要专业外科进行手术解除梗阻。出院后回家也不能天天躺床上，要适度活动，除了饮食上多食新鲜蔬菜和水果外，也可每天顺时针按摩腹部，促进肠蠕动，预防肠粘连。

肠道受到射线的照射后对其运动、消化、吸收、免疫屏障等功能都有或多或少的影响；放疗后引起肠粘连进而发生肠梗阻，由于患者无法进食，无法排气、排便，因此根据传统理念，这类患者多需行急诊手术。所以如何预防才是关键，既然射线的损伤不可避免，那我们就要把损伤降到最低，并且在放疗后持续地康复锻炼，减少和消除严重并发症的发生。很多患者听后还是不清楚，其实肠道的康复锻炼也不复杂，需要的是耐心和持久力，不要因为还没出现任何不适症状就满不在乎，觉得锻炼可有可无，那就大错特错了。很多严重并发症就是因为之前的轻视和懈怠才导致的，所以只有足够重视，持之以恒，才能减少或杜绝严重肠梗阻的发生，提高生活质量。

那么肠道的康复锻炼具体如何做呢？

1.按摩法

将手掌轻轻放于腹部，按结肠走行方向适当加压，以升结肠、横结肠、降结肠、乙状结肠的顺序，顺时针做环形按摩，每次20～30分钟，每日按摩两三次。既可由患者自己操作，也可由家属操作。

2. 腹肌及腰部力量锻炼

在身体状况允许的范围内如做平板支撑、打太极拳、做瑜伽等，可以不受场地和时间的限制，在家、在公园或在专门的锻炼场地都可以进行。

十四、放疗后肛门狭窄／瘘

这类症状主要是低位、超低位直肠癌和肛管癌等容易发生，包括肛门直肠溃疡、肛门狭窄和肛门直肠瘘。常表现为肛门疼痛和肛门失禁。发生肛门毒性反应时要穿棉质透气内衣裤，勤换内裤，每次便后用温水清洗，保持肛门部位清洁干燥，局部皮肤可涂氧化锌软膏，充分暴露肛门，防止皮肤溃烂，如皮肤溃烂，需遵医嘱使用促表皮生长因子类药物促进修复，严重者需暂停放疗。

腹式呼吸锻炼法：吸气时鼓腹并放松肛门和会阴，呼气时收腹并缩紧肛门和会阴，反复 6 ~ 8 下，每天 2~3 次。

肛门会阴锻炼法：随意收缩肛门和会阴 5 秒，再舒张放松 5 秒，反复进行 10 次，增加肛门外括约肌、耻骨直肠肌和肛提肌的随意收缩能力、保持排便通畅，这样还可以预防因便秘引起的粪块型肠梗阻。

十五、放疗后持续乏力

放疗结束后数周或数月内持续存在体力下降等疲乏症状。嗜睡综合征是一种罕见的早期迟发性反应，最常见于儿童，表现为极度困倦和颅内压增高症状，如头痛、恶心、呕吐、厌食和易激惹。适度安排日常活动是处理放疗后持续疲倦的最佳方法。患者需正确认识癌因性疲乏，养成良好的作息习惯，进行适当的有氧运动，减轻生活和工作压力，保证营养，必要时咨询医生用药；同时要区分疲乏与抑郁状态，必要时寻求心理医生帮助。

十六、放疗后生育和性生活障碍

放射治疗是局部治疗，头颈部肿瘤放疗部位是头颈部，对男性的睾丸和女性的卵巢影响小；头颈肿瘤治疗还会联合化疗，大多数化疗药物具有致畸和致突变性；肿瘤治疗还会引起疲乏、焦虑、抑郁、疼痛等反应，可根据自身情况在体力、精力恢复后正常进行性生活。有生育需求者可在治疗前采取生育力保存的措施，如进行精子和卵子保存；治疗后3年内避孕，受孕前进行遗传咨询，并做好畸形筛查。

盆腔肿瘤如宫颈癌、子宫内膜癌等放疗时放射线可能导致阴道结缔组织纤维化、阴道微血管病变、毛细血管扩张等，造成阴道干燥、黏膜出血、溃疡等放射性损伤现象。阴道晚期反应，表现为阴道弹性下降、狭窄、粘连、缩短，甚至阴道闭锁、阴道生理功能下降或消失，出现性交疼痛、性交困难。通过盆底肌锻炼，可以有效增强盆底肌的收缩力和舒张度，提高盆底肌肉收缩的协调性，增加盆底肌的血液循环，增强盆底肌纤维的弹力。研究结果表明，应用盆底肌锻炼联合阴道扩张器训练可以有效预防阴道结缔组织纤维化引起的阴道粘连狭窄，增加阴道的弹性，提高阴道生理功能，从而改善放疗后宫颈癌患者的生存质量及性生活质量。

具体做法：吸气时用力提肛门收缩会阴3～5秒，呼气时放松3～5秒。牢记：收缩时提肛肌群用力，紧闭尿道、阴道、肛门，避免腹部、大腿、臀部肌肉参与，每次做 10 ~ 15 分钟，每日两次，或者每天做 150 ~ 200 次，从放疗开始持续到放疗结束后 1 ~ 2 年。同时选择型号合适的阴道扩张器，每天进行阴道扩张训练，如出现疼痛不适或头晕、心慌、气紧等，应暂停锻炼。需注意放疗前后不能进行盆底肌锻炼。

放疗是直肠癌、宫颈癌、前列腺癌等性功能障碍的主要危险因素，盆腔放疗后具体性功能障碍的患病率很难确定，很大一部分原因可能为国人受传统文化熏陶，对性的话题总是避之不及，对性有羞耻感不愿说出真实感受，收集不到准确的数据导致性行为的基线数据不明确。男性和女性性功能障碍增多的危险因素包括术前放疗和有造口，相比未放疗者，男性放疗者表现为勃起功能、性高潮功能障碍，性交满意度、性生活总体满意度均显著较低，女性表现为性交痛和阴道干燥。如果出现这些也不要沮丧和绝望，要及时找专业医生进行处理，这些都是可以解决的，切不可放任不管，降低生存质量。

十七、放疗后的身心反应管理

（一）放疗后的心理康复

重视康复者和照护者的心理健康。头颈部肿瘤患者面临面部毁损，器官功能丢失或改变，害怕肿瘤复发、死亡以及自我形象更改，无法回归社会等问题，会增加心理调整的难度，需要医生、家庭、社会的支持，以促进患者和照护者的心理健康。

（二）放疗后的运动管理

运动可以改善生存质量、增加机体抵抗力、减轻不良情绪，根据个人体质恢复情况选择能耐受的适宜运动，如散步、骑自行车等。最好每周进行至少 150 分钟的中等强度（或 75 分钟剧烈）运动，外加 2 次抗阻训练。低强度身体活动也可改善健康状况，例如每周 3 次、一次 30 分钟的中等强度有氧运动，或者每周 2 ~ 3 次有氧运动加抗阻训练。避免久坐、长时间看电视或使用电脑等行为。

（三）放疗后的营养管理

1. 营养监测

（1）至少每周监测体重一次，保持体重在相对稳定状态。测量方法：清晨空腹、排空大小便、尽量着相同衣物，减少误差。（注意：若体重持续下降，请联系主管医生）

（2）吞咽障碍或食管狭窄的患者，建议进食易消化的流质、半流质或软食，细嚼慢咽、少量多餐。必要时经医生评估后，行食管扩张术，或在内镜下置入食管支架。特别注意：术后避免黏稠食物堵塞支架，如汤圆、年糕等；食用纤维素丰富的食物，如韭菜、芹菜等应加工成食糜，吞咽食团要小于支架内径，防止纤维素包绕、牵拉造成支架变形、移位、脱落。

（3）每日保证蛋、奶、瘦肉、蔬菜和水果的摄入，在医生、营养师指导下口服营养制剂加强营养。

（4）多饮水：男性每日饮水 1 700 ml 以上，女性每日饮水 1 500 ml 以上，可用金银花、菊花等泡水饮服，以增加尿量，排除毒素，减轻放疗反应，保持大便通畅。

放疗结束后，若出现多种症状导致体重下降，需及时与医生沟通，如吞咽困难、吞咽疼痛、食欲下降、反酸胃灼热（烧心）、早饱、恶心、呕吐、便秘、腹泻、腹胀、腹痛。

2. 营养症状管理

（1）吞咽困难 / 疼痛：进食质软、细碎易消化食物，细嚼慢咽，避免进食过硬、团状块食物（如汤圆）；必要时在医生指导下使用消炎止痛药物。

（2）食欲下降：注意食物色、香、味的调配，少量多餐，必要时在医生指导下服用促食欲药物。

（3）恶心呕吐：可食用少许开胃食物、饮料（如酸梅汤、果汁）；避免过甜、油腻辛辣食物；少量多餐；呕吐剧烈时，暂停进食，待症状缓解后再进食，必要时联系主管医生，口服止吐药物。

（4）腹胀：避免食用易胀气（豆制品、萝卜、红薯等）食物，正餐前不宜喝太多汤汁。

（5）腹泻：避免油腻食物，可选择婴儿米粉、藕粉、米粥、清蒸鱼、水蒸蛋、白灼虾等，奶制品可能会加重腹泻，可尝试低脂、无乳糖配方（舒化奶）以及酸奶；在医生指导下服用止泻药物、补充益生菌。

3. 鼻胃/肠管的护理：见本章第一节。

4. 胃/空肠造瘘管的护理

（1）术后3日，每日常规消毒换药一次，术后2周内消毒换药2次/周，之后根据具体情况消毒1～2次/周，检查胃造瘘口及周围皮肤有无红、肿、热、痛。术后造瘘口完全愈合，瘘道形成（一般10～14天）后，也需每日清洁造瘘口周围皮肤，若无异常，可进行淋浴（瘘道未形成，只可擦浴，不可泡浴、淋浴）。造瘘口无明显分泌物可不垫纱布，如造瘘口周围持续渗液，可在造瘘口皮肤及外固定器之间放置无菌纱布，根据分泌物情况，每日至少消毒换药一次。

（2）造瘘口周围感染是经皮内镜下胃造口术（PEG）或位皮内镜下空肠造口术（PEJ）置管后最常见的并发症。可表现为：造瘘口经久不愈，局部红、肿、热、痛，肉芽组织增生，造瘘口周围脓性分泌物，可伴有不同程度的发热，严重者可出现寒战、高热、腹泻等全身感染症状。如出现上述情况，请尽早到医院就诊，及时查明引起感染的原因。

（3）长期 PEG 置管喂养患者，半年至一年或导管变形、堵塞时需要更换 PEG 导管，可经原造瘘口行胃造瘘管换管术（留置时间 6 ~ 12 月）。目前常用的胃造瘘管借助内镜帮助即可拔除，不需手术，部分胃造瘘管还可直接从体外拔除（导管拔除推荐至内镜诊治部移出），造瘘管拔除后常规换药至瘘口愈合（12 ~ 24 小时）。

（四）全喉切除患者终身佩戴气管导管的管理

长期佩戴气管导管，改变呼吸通道，患者和家属需要掌握导管清洁、消毒方法，能正确地佩戴和取下。佩戴时系带打死结，松紧以插入一个指头为宜；气切口覆盖纱布，不去人多拥挤的地方；居家期间的气管导管消毒可用开水煮沸消毒 30 分钟，每日 1 ~ 2 次；皮肤保持清洁干燥；预防感冒，禁烟。头颈肿瘤放疗时间长，治疗结束后气管切开伤口窦道已形成，因此对于导管脱出不必惊慌，可常备两副气管导管以备不时之需；另外，为了预防造瘘口挛缩，可坚持佩戴气管导管半年。

（五）盆底功能锻炼

盆底功能锻炼是一种局部功能锻炼，对于预防盆腔放疗患者阴道黏膜炎症及阴道狭窄、排便排尿功能恢复都有积极的作用。

具体方法：收缩和放松肛门，每次收缩在 10 秒以上，30 次为 1 组，3 ~ 5 组 / 天。

（六）凯格尔运动

盆腔放疗导致的直肠损伤往往与其他组织脏器的损伤相伴，如小肠、膀胱、血管、淋巴管、皮肤等。病变主要累及肠道、泌尿生殖系统、骨骼、皮肤，还可能影响到神经、淋巴、血管，甚至影响患者的心理健康。直肠放射性损伤表现为排便紧迫感、排便次数增加、肛门坠胀感、便血和大便失禁等，严重影响患者的生活质量。预防尿失禁、肛门失禁、盆腔器官脱垂等盆腔放疗后盆底功能障碍症状的患者，建议采用凯格尔运动治疗。

凯格尔运动是指患者有意识地对以耻骨—尾骨肌和耻骨直肠肌肉群为主的盆底肌肉群进行自主性收缩锻炼。

具体方法：收缩盆底肌肉 5 秒左右，然后放松 5 秒左右，重复 20 ～ 30 分钟，每日 3 次，连续锻炼 10 ～ 12 周，可根据患者具体情况制定不同强度、频率、周期的锻炼方案。如图 5–18 所示。

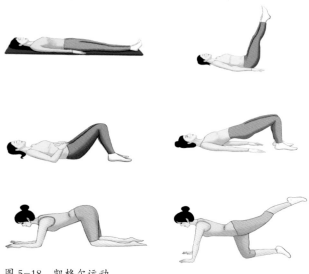

图 5–18　凯格尔运动

适合的才是最好的，患者可以选择适合自己和喜欢的方式方法进行锻炼，不必过于激进，可以循序渐进地进行盆底功能锻炼。长期实践表明，凯格尔运动能有效改善患者盆底功能障碍症状，依据个人身体情况在医务人员指导下选择适合自己的盆底功能锻炼项目进行有效锻炼能达到预防放疗并发症，提高生活质量的目的。

（七）乳腺癌术后功能锻炼

乳腺癌术后的患者会发生不同程度的患肢功能障碍，严重影响患者的生活质量，而有效的功能锻炼可减轻患肢瘢痕增生、挛缩，促进血液循环和淋巴回流，从而降低患肢功能障碍的发生率，有利于患者自理能力的重建，增强对生活的信心，提高生活质量。锻炼频次：每日 3 次，每次 30 分钟，具体如下：

（1）患侧肢体伸指、握拳、屈腕。如图 5-19 所示。

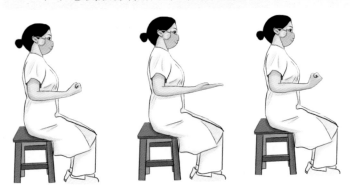

图 5-19　乳腺癌术后功能锻炼 1

2. 患侧肢体屈肘；患侧肢体手扪对侧肩及同侧耳。如图 5-20 所示。

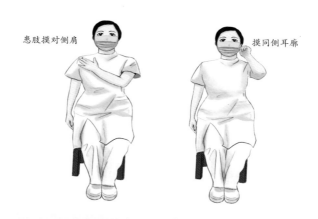

图 5-20　乳腺癌术后功能锻炼 2

（3）抬高患肢屈肘：用健侧手托患肢屈肘→抬高患肢肘平肩屈肘。如图 5-21 所示。

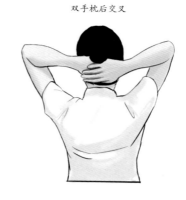

图 5-21　乳腺癌术后功能锻炼 3

（4）患侧肢体越过头顶摸对侧耳，将双侧手放于颈后。如图 5-22 所示。

健侧帮患侧做上举，
患侧可抬高到胸

患侧手越过头顶
摸对侧耳朵

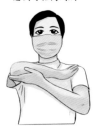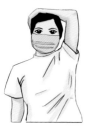

图 5-22　乳腺癌术后功能锻炼 4

（5）患侧肢体旋转，以肩关节为中心，向前→向后→后伸。如图 5-23 所示。

患肢肩关节外旋　　　　肩关节内旋

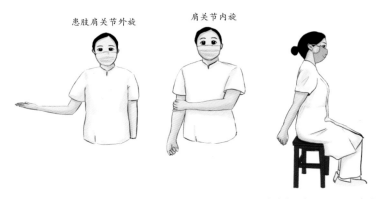

患侧肢体旋转，以肩关节为中心，
向前→向后→后伸

图 5-23　乳腺癌术后功能锻炼 5

（彭姗姗　唐丽琴　殷　利　王　春　江格非等）

第六章
关于放疗：您的疑惑，我来解答

1. 什么是外放疗？

答：顾名思义，外放疗就是指射线来自身体外的放疗。放射线通过穿透皮肤和身体内器官，最终到达肿瘤所在的位置，消灭肿瘤细胞。因为放射线到达肿瘤要穿透的距离比较远，所以又称为远距离治疗。

2. 什么是内放疗？

答：内放疗则是指放射线来自身体内，离肿瘤比较近，所以又被称为近距离治疗。内放疗分为腔内照射和组织间照射，腔内照射是将放射源放入人体自然腔道如阴道等，组织间照射是将放射源植入身体内组织中。

3. 放疗的时候一点感觉都没有，医生到底有没有给我治疗呢？

答：无创是放疗最大的优势之一。在正常情况下，也有来自宇宙的射线与自然界的辐射不停地穿透人体，这些通常是不会被人类所察觉的。因此，放射线在透过人体时，患者是没有任何感觉的。放射线进入身体后会在微观的层面与人体发生反应，主要是破坏癌细胞的 DNA 使其凋亡。所以，在放疗的时候，宏观上患者可能没有任何感觉，但是在微观层面，放射线在发挥杀死癌细胞的作用。

4. 放疗有没有副作用，患者能不能承受？

答：和手术、化疗等治疗手段一样，放射线在杀死癌细胞的同时也会对周围正常细胞造成一定的损伤。因此，放疗不可避免地也会有一定的副作用。但是，放射线主要集中于肿瘤和周围有限的正常组织，而对远处的组织器官几乎没有影响，因此相对而言，放疗的副作用是轻微和局限的。尤其是现代精准放疗技术的应用，放射线可以做到"指哪打哪"，而对周围正常器官的损伤非常小，所以放疗的副作用越来越小，安全而可控。

5. 为什么放疗前的准备环节这么多，耗费时间那么长？（上午住院下午能做放疗吗？）

答：放疗是一个严密的系统性过程，环节多、流程复杂，需要协作的工作人员包括临床医生、物理师、治疗师等，因此需要一定的准备时间。正所谓"磨刀不误砍柴工"，放疗前我们所做的这么多细致的准备工作，就是为了给患者制订一个最合适、最精准的放疗计划。其中就包括了：

（1）精准的体位固定。体位固定是放疗的第一步。要想放疗的时候摆位精确、误差小，这就必须进行很好的体位固定，让患者能够非常舒适而又准确地接受放疗。

（2）精确地定位肿瘤位置。肿瘤定位，常规是进行 CT 定位，但不少肿瘤还需要 MRI 或 PET-CT 定位。定位后，医生需要对这些图像进行融合，在电脑上精确确认肿瘤病灶并需要在 CT 图像上进行精确的勾画。

（3）放疗剂量的精确计算。这一步主要是由我们的物理师来完成，并和医生对计划进行综合评估；在治疗前对计划进行剂量验证，确保加速器执行中照射的剂量和剂量分布准确。

（4）照射肿瘤位置精确，就需要在放疗实施前和分次治疗间，利用加速器自身的影像设备拍摄 X 线验证片或进行锥形束CT 扫描，进行位置验证。

6.放疗副作用能不能消除，恢复要多久，会不会产生后遗症？

答：放疗在杀死或延缓癌细胞生长的同时也会影响周围的正常细胞。放疗结束后，通常正常细胞会缓慢恢复，因此不会后遗症。至于恢复时间视患者个人病情及身体素质而定，短的几周内便可恢复，长的则需要几年。

7.放疗需要多少次？间隔时间是多久呢？为什么我的放疗次数和其他人不一样？

答：患者的放疗计划是由医生、物理师和治疗师共同为患者"量身定制"的。因此，每个患者的放疗总次数也不同，从 1 次到 30 多次不等，根据不同肿瘤、不同病期、不同治疗目的以及患者身体情况多方面因素综合考虑。通常，放疗是工作日一天一次，每周做 5 次，周末两天休息，直至总次数达到放疗计划要求。但根据患者肿瘤情况，也有一天进行两次放疗，或者隔一天放疗一次的情况。

8.每次放疗时间越长越好吗？

答：不是的。不同的患者由于肿瘤大小和单次放疗剂量不同，因此每次放疗的时间不一样，从几分钟到几十分钟都有，但并不是时间长就比时间短更好。肿瘤放疗的效果，取决于肿瘤本身对放射线是否敏感、每次放疗剂量的大小、总的放疗剂量等，而不是放疗时间的长短。所以，患者之间无须"攀比"治疗时间的长短。

9.放疗有没有辐射，对家属有没有伤害？

答：放疗时，放射线从放射源中发出，穿透人体到达肿瘤部位杀死癌细胞，而放疗后，放射线不会在人体内残留。因此，患者完成一次外照射治疗后身体里面是没有放射线的。没有放射线，也就不会对周围人员造成辐射了，所以对家属是没有伤害的。但如果患者接受放射性核素、粒子植入等治疗后，则需要按要求做好辐射防护。

10. 放疗期间患者要不要一直住在医院?

答：放疗患者可以在病情允许的情况下选择住院治疗或者是门诊放疗等。所以放疗期间患者不需要一直待在医院，当患者情况比较好的时候，可以在放疗前准备工作完成后，每周一至周五固定时间段到医院进行放疗，放疗完成当天就可以回家，第二天再过来放疗。

11. 放疗是马上起效，还是要过很久才起效?

答：放疗和手术不一样，手术直接把肿瘤切掉，因此手术后马上就能看到立竿见影的效果。放射线杀死癌细胞是破坏其DNA，让癌细胞丧失繁殖的能力，而不是直接把这个癌细胞给消灭掉。因此，并不是放疗一次或者几次后，就能够立马看到肿瘤大小的变化，通常需要一定的时间后才会起效。这个时间根据不同的肿瘤和我们每次放疗的剂量大小有关。重要的是，即使是在放射治疗结束后，放射线的作用还会持续数周或数月。

12. 接受放疗时，饮食方面需要注意什么?

答：在放疗过程中，患者需要保证充足的营养摄入，尤其是摄入足够的热量和蛋白质以保持营养状况和体重，这一点很重要。如果一个患者存在营养不良（比如贫血），就可能影响放疗的敏感性。而放疗过程中，如果患者体重下降过多，原先非常合适的固定模就会出现松动，照射也就不准确。

13. 完成放疗后，需要做些什么?

答：治疗结束后需要定期进行检查。检查可能包括验血、X

线检查、CT、MRI 或 PET 扫描等。在这些检查中，你的医生将观察放射治疗的效果，检查癌症的迹象，与你谈论你的治疗和护理，并处理晚期副作用。医生会根据你的病情与身体恢复情况，决定后期是仅需要定期检查或者增加其他治疗，如化疗、免疫治疗等。

14. 接受外照射治疗时，患者应该穿什么？

答：穿舒适、用柔软的布料如羊毛或棉做的衣服。选择容易穿脱的衣服，因为你可能需要暴露治疗区域。不要在治疗区域附近穿紧身的衣服，如紧领或腰带。此外，不要在治疗区域佩戴首饰等。

15. 放疗期间可以停一段时间吗？

答：放疗计划是根据患者情况精准制订的，如果中断时间过长，即便后面总照射剂量达到计划剂量，也会影响治疗效果。因此，一般情况下，放疗是不需要和不可以停的。当然，如果患者因为副反应非常严重，需要接受治疗，这个时候的放疗中断是必须的，但应尽可能缩短中断时间。

16. 放射科就是放疗科吗？

答：这是很多非医疗工作者会混淆的问题。两个科室名字相近，但工作内容大不相同。放射科，或者叫影像科，是用于疾病诊断的医技科室，例如做 CT、X 线、MRI 等检查。放疗科是利用放射线（γ 线、X 线等）治疗肿瘤的临床科室。

17. 放疗会不会影响生育功能？

答：放疗对患者的生育功能是否有影响，要看放射治疗的部位以及照射剂量的多少。

假如睾丸或卵巢在放射野内，那么放疗会对生育产生影响。因为人类的睾丸或卵巢对放射线非常敏感，睾丸受照射剂量达 3.5 Gy、卵巢受照射剂量达 2.5 Gy 就有可能导致永久不育。如果睾丸或卵巢不在照射野内，或者虽然临近照射野但保护得当，也不会影响生育功能。

18. 放疗室为什么这么冷还要脱衣服？

答：放疗室内温度较低的原因在于，放疗使用的仪器是高精度的大型设备，对环境温度、湿度等都有很高的要求，而目前精准放疗将最终的靶区精度控制在亚毫米级，所以保持恒定的温度和湿度是很重要的。目前放疗室的环境温度通常是在 24±2℃，温度过高或者过低都可能会引起放疗设备运行故障，对患者的治疗造成一定影响。

而脱衣服是为了让患者的身体尽可能更好地与固定模相贴合，从而保证患者每次放疗体位的可重复性，这是放疗摆位的基础。同时，衣服也是放疗摆位的误差因素，衣服的厚薄、大小都会对摆位造成影响。此外，体表标记是确定位置的重要标志，脱衣服还可以暴露体表标记，如标记线、文身等，更有利于正确摆位，进而到达精确治疗的效果。当然，我们也会在治疗的同时注重患者的保暖问题，避免出现受凉等情况。

19. 什么时候患者可以接受放疗？

答：患者可以在手术前、手术中和手术后接受放疗。有些患者可以只接受放疗，不需要手术或其他治疗。有些患者可同时接受放疗和化疗。接受放疗的时间点取决于正在接受治疗的癌症类型和治疗目标（根治性的或姑息性的）。

手术前接受放疗称为术前放疗或新辅助放疗。新辅助放疗可用于缩小肿瘤，以便手术切除，降低术后复发的可能性。

在手术过程中进行放疗被称为术中放疗（IORT）。术中放疗可以是外照射放疗（光子或电子）或近距离放疗。在手术过程中进行放疗时，附近的正常组织可以被物理防护起来以免受到辐射。

术后接受放疗称为术后放疗或辅助放疗，通常用于手术没有完全切干净或者复发风险比较高的患者。

20. 可不可以不做放疗，用化疗或手术代替？

答：手术、放疗、化疗是目前恶性肿瘤治疗的三大手段。关于治疗方式的选择，通常需要结合癌种、病期早晚、肿瘤部位、患者身体素质、患者意愿以及预期治疗效果等几个方面综合评估。不同的治疗方式杀死肿瘤细胞的原理不一样，各有优劣势和适用范围，因此不能简单说是化疗、手术好，还是放疗好，更不能说用化疗或手术代替放疗。目前恶性肿瘤的治疗，强调的是多学科联合的综合治疗，需要联合手术、放疗、化疗、靶向、免疫等各种治疗手段，共同抗击癌症。

21. 放疗期间和放疗后可以参加文体活动吗？

答：癌症患者治疗中可以进行适当的文化娱乐和体育锻炼。在放疗中和放疗后康复过程中，培养一定的生活情趣有助于康复，如听音乐、绘画、下棋、散步、打太极拳等。适当的文体活动对心身康复都是有益的。

（潘诗怡）

附　录
关于放疗：听听亲历者怎么说

一、患者之声：一位晚期食管癌康复患者的心声

从确诊食管癌晚期到现在已经 8 年了，主管医生告诉我，这已经是属于临床治愈了。回想当初走过的抗癌路，身边也有好多病友抗癌失败，唯一可以给广大病友们的建议就是一定要重视初次治疗的决策，初始治疗对于晚期癌症患者来说只有一次，一旦确定了治疗方案，请一定要相信你的主管医生，不能频繁地更换医院和科室，一定要坚持遵医嘱！

初识食管癌

吞咽困难半年，无故消瘦 5 kg 以上，诊断为食管癌的时候，胸外科的医生告诉我，这已经属于 Ⅲ B 期，只能进行所谓的诊断性手术，也就是说我失去了最佳的治疗时机，治愈的可能性几乎为零，有一种结果是打开胸腔后也可能做不了手术，会直接关上；即使手术了，因为位置比较靠上，出现食管瘘的概率也比较大。这使得我和家人面临两难的境地。一方面想要争取手术治愈的机会，另一方面面临手术的风险和手术指征的问题，这时候主管医生提出可以让我们试一试放疗，于是我们转到了四川省肿瘤医院的胸部放疗科，放疗成了我们新的希望。

什么是放疗？

相信很多病友听到这个名词的时候并不陌生。放疗，又称为放射治疗，俗称"烤电"，是用放射线治疗肿瘤的一种方法，只针对放疗区域局部产生作用，而对其他部位没有损伤。主管医生告诉我，放疗和手术治疗其实都是属于局部治疗，但放疗相对于手术，它对器官功能的保全更好，对于部分局部晚期不能手术的食管癌患者来说，放疗也能达到根治肿瘤的目的，因此为不能手术的这部分患者提供了治愈的可能！

放疗是怎么做的？

确定治疗方案后，医生告诉我总共需要做 30 多次放疗。首先是先根据我的体型量身定制一个模具，模具出来后，我就等着接受治疗了。第一次放疗前一夜，我失眠了，面对未知，我相信每个人都有一些顾虑和恐惧。隔壁床的张大爷放疗后脖子一圈都有点发黑，放疗的时候到底痛不痛？对面床的王大姐整天吼没有精神，是不是放疗引起的……面对这些问题，虽然主管医生都耐心地解答了，但我还是怀着忐忑的心情进了放疗室。可令我没有想到的是，没过多久我就云淡风轻地出来了。现在回忆起来，我对于整个放疗过程的评价就是：不痛，不痒，没有任何感觉！

放疗的效果怎么样？

"不痛，不痒，没有任何感觉！"这是我对于当时放疗的记忆，那么新的问题来了，当时的我也怀疑这样的治疗到底会有什么样的效果呢？能达到治愈的目的吗？……

刚进肿瘤医院的时候，由于肿瘤侵占已经比较大了，喝水都会有一些困难，只能慢慢浸下去，所以我进院后就被安上了胃管，靠一些营养粉提供营养物质。放疗周期结束后，医生就通知我办理出院手续，后面复查就可以了。当时我还联合了化疗，放疗的时候没有任何感觉，可加上化疗后，就显得比较虚弱了，还出现了腹泻、脱发、白细胞下降等反应，拔掉胃管出院的时候，我整个状态不是很好，家属也感到比较迷茫。但是医生告诉我们，放疗有后遗效应，效果是一点一点慢慢体现出来的！带着这个信念，我出院后惊奇地发现，我可以慢慢喝流质饮食，后来还可以吃饭，整个人状态也越来越好了；我从2个月复查一次到半年复查一次，再到1年复查一次。

从诊断为晚期食管癌到现在已经8年多了，最近一次的复查，我做了胃镜下活检，病理结果显示体内已经完全没有肿瘤细胞了。接受过的治疗也只有第一年的放化疗而已，我彻底抗癌胜利，成了临床甚至病理治愈的幸运儿。

患恶性肿瘤是不幸的，万幸的是我们生活在当下科技医疗水平飞速发展的年代，当这份不幸降临时我们仍然有很多机会去和这份不幸抗衡。手术、放疗、化疗、免疫治疗、靶向治疗，我们仍然会有很多次重生的机会！请一定相信，坚持，遵医嘱！

二、患者之声：放疗患者与癌症抗争之路

我是一位与肺腺癌抗争多年的患者。在过去的几年中，从发现肺部占位的错愕、诊断肺腺癌的恐慌到多次在肿瘤医院化疗的焦虑，再到复查发现肺部病灶比之前有缩小，并得到控制，家人和我都非常庆幸。在之后的时间里，我按照医生的要求定期复查，一直是稳定的状态。我也是在得病期间回想自己过去的不良习惯，在家人的鼓励下进行改变，一切都在往好的方向发展。

但是在今年5月初，我开始出现了头晕头痛，并逐渐加重，接着左侧肢体的活动力下降，站不稳，手没力，而且症状一天比一天重，严重影响生活。复查发现我脑子里有肿瘤了，我当时吓坏了，经多方就诊确诊为肺癌颅脑转移，而且水肿明显，继续加重有生命危险。医生建议行局部放疗减轻症状。在主管医生的紧急安排下我开始了针对脑转移的放疗，总共放疗了10次。刚听说放疗的时候我紧张得不得了，也不知道有没有痛苦？有没有作用？有没有后遗症？这些问题对于刚来到放疗科的我和家属都不知道答案。医生每天会过来检查我的身体，会通过谈话减轻我和家属的焦虑。

终于进行放疗了。走进放疗室，我发现用来进行放射治疗的是一个长得像 CT 的机器。我躺在治疗床上，扣上模开始接受放疗了，只听到机器开始运行的巨大声音，没过一会儿就结束了，放疗一次完全没有任何反应。回到病房后，主管医生给我开了甘露醇来减轻脑水肿，头晕就稍微减轻了。顺利完成 10 次放疗后，我的左侧肢体明显恢复，但和右侧仍不一样，医生说后期恢复可能会更好，还建议我出院后继续输甘露醇减轻脑水肿。现在已经完成治疗 2 个多月了，我感觉状态越来越好。停止使用甘露醇一段时间，我头晕头痛的症状也没有了，经过此次治疗，我感觉脑转移的放疗效果还是很明显的。我之前也询问了外科医生，他们也是建议做无创放疗！哦，我马上要做肺上病灶的放疗了，希望也和脑子的放疗效果一样，但是这次我不再焦虑了。

三、患者之声：放疗，从始至终都信任

我是一名 B3 型胸腺瘤的患者，2020 年 8 月被确诊，当月就进行了第一次手术，取了部分组织做活检，检查的结果是良性，于是接着就做了第二次手术，将肿瘤全部切除，切除后的全部组织检验的结果却是恶性，而且恶性程度较高，术后需要做放疗联合化疗的辅助治疗，我要做 25 次放疗和 2 次化疗。由于很多年前我的家人就得过癌症，做过放化疗，于是我知道放疗就是用仪器照射病灶部位，化疗就是像输液一样将化疗药输入体内，可能是这个缘故，对于即将要开始的放化疗我并不害怕。

做放疗真的很轻松，虽然是工作日每天做，但每次放疗只需要10 分钟左右，躺在设备台上由机器不同角度照射病灶部位，就跟做CT 差不多，一点感觉都没有，我做放疗期间都是一大早去做，做完就能回单位上班，工作治疗两不误。但做放疗一定要准备皮肤保护剂，这个非常重要。我是提前就在网上买好了，我买的是超大一支，整个放疗下来一支就搞定。前期确实一点感觉都没有，到了快结束的时候，放疗的部位皮肤开始变黑了，起了一点点小疹子，皮

肤也有些痒了，但都比较轻微，这就是放疗对于皮肤的副作用，还好我的皮肤保护工作做得好，每天放疗前擦，放疗后也擦，一天要擦三四次，皮肤症状才会比较轻。有很多病友可能没有做好皮肤的保护工作，就导致比较严重的副作用，比如全身红疹甚至皮肤溃烂，所以一定要坚持擦皮肤保护剂，这样整个放疗下来真的很轻松。

所有治疗结束后，我没有因为生病就在家休息，还是像生病前一样正常上班，只是会定期复查。我觉得我的状态很好，只是好景不长，2022 年 4 月复查，结果肿瘤复发转移了，但我也很淡定，复发了就听医生的该怎么治疗就怎么治疗，通过与医生的沟通交流，最终决定先做放化疗，把肿瘤缩小了，再做手术切除。于是我又开始了新一轮放化疗，这次治疗则是轻车熟路了，这次要做 25 次放疗和 2 次化疗，照样每天做完放疗回单位上班。这次放疗下来，跟上次差不多，有轻微的皮肤症状。在我看来，放疗确实是最轻松的，我做得最好的一点就是擦皮肤保护剂，还有一些其他的放疗注意事项，我倒是没有怎么去坚持做。这一轮的放化疗效果很不错，肿瘤缩小了，我也再次做了手术切除肿瘤，目前也恢复得很不错，再坚持 2 期化疗就可以彻底结束本次的治疗，我又可以健健康康、活蹦乱跳了，愿肿瘤从此远去不要再来，也希望所有病友可以战胜病魔，健康生活。

四、患者之声：写在"抗癌"胜利 10 年之际

2013 年 5 月 13 日，一向以"国防身体"自居的我因鼻子不舒服进医院检查，结果诊断为"鼻咽部非角化型鳞状上皮细胞癌"。

癌，让多少人谈癌色变，许多人不是因得癌无法治愈而死，就是被癌吓死。拿到结果，我怀疑是医院误诊。因为自己是退伍军人，身体素质非常好，不熬夜、不打牌、不抽烟，偶尔小酒不醉，每周两次羽毛球，还爱好自驾、登山、徒步，这样好的生活习惯怎么会和癌有关系？

带着这种疑惑，我来到四川省肿瘤医院，有幸认识主治医生泸州老乡李医生，再次经过各种检查，确诊无误：鼻咽癌。

在记忆中我就没有吃过药、打过针。小学生时代打预防针都是躲避没有打的。所以对惧怕打针的我对医疗知识完全陌生，更不要说癌症。现在回想起来当时的心情真是说多了都是泪。

非常幸运老天眷顾，让我认识了老乡医生，给我详细地科普了什么是"鼻咽癌"，让我知道"鼻咽癌"中的"鳞状细胞癌"是能根治的癌症之一，并且详细介绍了治疗方案：精准放疗＋化疗＋靶向治疗，让我看到了希望。虽然当时有各种担心：听说放疗、化疗在杀死癌细胞的同时也会杀死好细胞。但我相信科学、相信医生，相信放疗、化疗在医生的严格计划下对人体伤害会最小。于是我下定决心配合医生的治疗，战胜癌症。

确定了治疗方案，我就开始对放疗有了初步了解：放射线治疗，简称"放疗"，是利用放射性核素所产生的射线和各类光束对肿瘤进行照射，主要用于对放射线敏感的肿瘤。精准的放疗只对肿瘤区域产生作用，不会伤害其他部位。放疗和手术都属于局部治疗，但放疗和手术相比，放疗对身体器官保全更好。

因我身体素质很好，治疗方案是放疗和化疗同步进行。第一轮先做 10 次放疗，根据颈部形状量身定做了一个模具，同时在颈部画了线。这应该就是精准放疗的准备工作，让放疗时射线准确无误地击毙肿瘤。说实话，第一次走进治疗室躺在仪器上，我的心里非常紧张，毕竟是人生第一次，但当机器响起的时候，除了屋内漆黑，什么感觉都没有，就跟平时体检做 CT 一样。记得有一次我还偷偷眯眼看了一眼：就是一些很细的光束照在面部和颈部。每天一次放疗，10 天很快就过去了，10 次放疗结束后除口腔有点干以外，其他没有什么感觉。检查结果鼻咽部肿瘤明显缩小。第二轮放疗为 15 次，同时加上了化疗，也许是加上化疗的原因，我的口腔、颈部开始有反应了，食量减少、脱发、白细胞减少，这些都是放化疗的正常反应。第二轮放疗结束后，肿瘤更加缩小，让我对战胜癌症更加有信心。第三轮放疗 10 次，加上化疗和靶向治疗，反应更加厉害：呕吐、口腔溃疡、咽喉疼痛、颈部变黑掉皮，面部、腿部起疱（医生说是靶向药反应）。但这些都是治疗后期的正常反应。

35 次放疗、4 个疗程化疗、8 个疗程靶向治疗，让我战胜了癌症，于 2013 年 8 月 1 日胜利。对于曾经是军人的我在"八一建军节"出院，这将使我永生难忘。

2022 年 8 月 1 日后，就进入我抗癌胜利的第 10 年，每年的复查，医生开玩笑说都可以免检了。得益于现在的医疗技术更加先进，癌症不可怕，要相信医生。

感谢四川省肿瘤医院，感谢我的老乡李医生！

五、患者之声：纪念我的抗癌 10 年之路

2012 年，对我来说是一个终生难忘的日子，因为妇科方面有异常，到医院检查，医生刚开始查出来是炎症，按照炎症的方式治疗了几个月还不见好，最后医生觉得需要再做一个液基细胞学的检查，检查结果一出来，确诊了是宫颈癌。拿到报告的时候，我感觉天都要塌下来了，腿真的是软的。

该面对的总是要面对，尽管害怕，也要打起精神来安排接下来的事情。好在医生的诊断是 1B 期，还算是早期。那段时间天天在网上查询有关病情的一切，了解了很多关于这个疾病的各种名词和治疗方式，了解了癌症的大概分期和预后情况。知道自己这个病还算早期并且预后还不错，虽然依然很难过但总算是放下心来。

做了开腹切除子宫手术后，病理报告显示累及淋巴，是典型的 1B 期，术后需要化疗联合放疗的综合治疗。

术后一个月，我来到四川省肿瘤医院报到。很感谢放疗科李主任和主治医生李医生，他们针对我的病情给了详细的解释和细致的安排。现在想来，对于癌症这样的大病，很多时候，治疗手段的选择真的很重要。当时化疗只做了 2 次，熬过了痛苦的身体不适，头发都掉光了，但真的撑住没有呕吐过。和化疗不一样，放疗的痛苦显然要小很多，而且刚开始的时候可以说没有任何感觉。没有经历过这种治疗的人是不会了解这些耳熟能详的名词究竟是怎么回事。直到躺在放疗的设备上，才能真切地感知。

放疗就是放射治疗，用射线来杀灭残留的癌细胞。宫颈的鳞状细胞癌对放疗非常敏感，医生开了 25 次放疗，每天我就戴着假发到医院准时报到，在放疗室外排队等待治疗。每次治疗的时候不长，大概就几分钟时间，整个过程像做 CT 一样，躺在设备上，在独立、密闭的空间里，听着设备的轰鸣声，休息几分钟就出来了。

说得这么轻松，其实有很多需要注意的地方，有些人会因为射线灼伤皮肤，所以在治疗的时候需要涂上防止灼伤的膏药。听说也会有少数人会因为放疗辐射到其他的器官，导致放射性的各种炎症，后面需要一些额外的治疗。

当时放疗除了体外照射，还有一个后装治疗，就是腔内放疗，这个感觉会很不舒服，但是对腹部的近距离精准放射，治疗效果好，幸好只需要持续两个小时左右，熬过来就完美地完成了放疗的整个治疗疗程。

自我感觉我还是属于生命力比较顽强的人，放疗让我的腹部皮肤变色，同时在放疗的后期拉肚子很严重，每天可能会跑十多次厕所，拉得快虚脱，但在 25 次治疗结束后，很快就恢复出院。

回想起来自己的生病和治疗过程，感觉是很感恩的。首先病情不是晚期，发现得比较早；其次治疗很顺利，没有走什么弯路。过程当中最不好的应该是心理问题，会难以接受自己的与众不同，成为被癌"吻"过的人；也会思考未来的人生，因为患癌会影响我们的婚姻和生育。后来也慢慢适应和接受了，人吃五谷杂粮，生病难免，能被治愈，是一种多么难得的幸运。现在如果不是偶尔想起这些事，我真的快忘记自己曾经是一名癌症患者，觉得自己就是一个正常人。嗯，今年是我患癌的第十年。

六、患者之声：放射治疗助我父亲战胜脑部肿瘤

2018 年元旦节，休假安排父母在广元市区的医院做日常身体检查。父亲的 CT 报告出来后，医生告知父亲大脑里有东西，让我们看了 CT 脑部图像，在脑前额叶皮层的左部区域，有一个核桃大小的球

状物体。医生告知，在这个位置的肿瘤需要确认肿瘤的良恶性，预测很可能是恶性的，需要马上进行治疗，不然在几个月内就会要人命。我顿时陷入恐惧之中，经与家人商量后马上安排住院，经过专家团队精心的准备，我们家属同意进行开颅手术。经过长达 6 小时的手术后，父亲终于被推出来，医生表示手术很成功，告诉我们取出的肿瘤已经送去检测并交代了患者术后的注意事项。

因为做手术父亲体重下降 15 kg 左右，经过一个月时间休养，父亲的身体和精神一天天地慢慢恢复。我和父母商量转院到四川省肿瘤医院继续术后治疗。来到医院，在放疗科李主任带领的专业团队的安排下，先对父亲进行全面身体检查，并和我们充分沟通以详细了解父亲的手术情况、病情资料和身体状况，组织专家团队制订具体的治疗方案。主治医生吕医生根据我父亲的术后状态，商议决定让父亲在家休养半个月时间，待父亲精神状态和体重完全恢复后再开展后续治疗。按照医生的营养建议，半个月后我父亲的身体恢复了很多，再次到四川省肿瘤医院办理住院，李主任和吕医生同我们家属、患者交流，让父亲放宽心态，积极配合治疗。父亲一共做放疗 30 余次，每次吕医生都会和我父亲交谈，询问身体状态有何变化，以及叮嘱我们家属关于营养和放疗需要注意的事项。

以前父亲一直都是乐观的性格，脑部手术后他的性情变化较大，时常沉默寡言。经过四川省肿瘤医院医生的专业治疗和无微不至的关怀，父亲的心态慢慢改变。每次做放疗时李主任和吕医生都会向父亲询问和交流，父亲自己也很配合。每次放疗时间不长，大概 4 分钟的时间。放疗后脑部有积液，需要继续输液消除积液。父亲喜欢主动向医生告知自身的情况。吕医生也告知一切都在往好的方向发展。

经过手术和放疗，我父亲体内仍不可避免地会残留癌细胞，同每位患者一样。我父亲每隔 6 个月都要做一次例行检查，以确定这些癌细胞是否在控制范围内。肿瘤医院的医生救了我父亲的命，他们恪守承诺，每天照顾着患有棘手疾病的患者，这令我深感钦佩和感激。而不幸患有肿瘤的患者，要采取必要的行动面对疾病、面对将来的生活，才能最终战胜癌症。今年是我父亲患额叶少突胶质细胞瘤的第 4 年。

七、患者之声：一个患鼻咽癌医生的医路历程

人体精密度更甚于机器，相同的是总有几个部位会出故障。被命运之神抽中，或许是概率事件，但珍惜生命积极乐观治疗，是必然事件。写下我的医路历程，与病友共勉。

说起来很偶然，2021 年 12 月前后，我莫名出现耳闷，类似游泳时耳朵进水的感受，时轻时重，因为工作原因，我以为只是自己睡眠作息不好的原因造成的。直到 2022 年 4 月开始出现回吸性的涕血，自己才开始重视起来，咨询一圈后，医生建议我到四川省肿瘤医院去看看。虽然知道生病了，但我的内心其实完全没在意，觉得就是普通的耳鼻问题，是不是有点小题大做了。到现在也庆幸自己当时的决定，生病不可怕，但要找对医院和医生。做了相关检查后，杨主任告知，确诊是鼻咽癌（那种心情每个病友都会经历，不过多赘述了）。

我调整好心态，积极配合治疗。目前治疗刚刚结束，一路都像被赶着往前，回望整个过程，有许多小窍门跟经验，希望分享出来可以帮助更多的病友顺利度过治疗，消除一部分未知的恐惧。

我是鼻咽癌 III 期，$T_3N_2M_0$，颅底骨质有破坏，III 期开始的患者基本都会有。我了解到，由于鼻咽部位置隐蔽，症状不明显，确诊的患者大部分也都是 III 期以上；早期能发现的相对少一些（看到这里不要慌，因为慌也没用，遇事冷静，事情越大越冷静）。治疗方案：6 次化疗（4 次大化疗 2 次小化疗）；33 次放疗；12 次靶向药物治疗。

我自己坚持每天适量的运动跟健康的饮食，保持身体在一个相对健康的日常状态和体重即可。

PICC 置管——这是一根大动脉导管，一般置于手臂上，用于将

化疗药直接送入血液流量较大的大动脉中，避免小静脉黑化与多次插针，能有效降低病友们输液时的痛苦。置管需要每周换药，化疗结束前都要戴着，并且不可碰水，可提前上网买好硅胶袖套，洗澡时可用。同时，睡前必须套好透气袖套，避免夜里因为瘙痒而潜意识主动揭开胶布，导致置管外露或者拔出。

牙齿处理——提前在牙科把所有的蛀牙、坏牙处理好，这一点非常重要！！！放疗后3年内，牙齿不可以处理，如果期间出现牙齿问题，处理不妥当，有可能出现放射性骨坏死，这是另外一种较严重的疾病。

制作放疗模具——用于固定身体进而确保放射线照射的准确性，建议将发型处理好（个人建议直接光头）再去做模具，防止后期松动，同时，治疗期间尽量不让体重下降过多（我下降还挺明显），因体重下降太多，模具松动就需要重新调整靶区和模具，影响治疗进程。

一系列治疗下来目前自己有如下感受。

化疗副作用应对：①呕吐。如果呕吐严重，建议以简单清淡的食物配合较长时间的睡眠来度过比较艰难的几天，必要时请医生开止吐药服用，并准备一些口含柠檬片。如果是想吐难受的，尽量不吃油腻的食物，少食多餐，健康的果蔬必不可少，身体允许的条件下可到户外适量步行，增强胃动力，会有一定程度的缓解。②身体虚弱。化疗后基本也会身体虚弱，这是每个人都会有的感受，且抵抗力下降、体力下降，所以开始化疗特别是在用药那几天，一定要做好防护，千万别感冒！！！③脱发：这个事情没啥可说，保命要紧。

放疗注意事项：放疗一般时间在5～6分钟的样子，放疗技师用模具把我固定在机器操作区，眼睛、嘴巴紧闭，用鼻子均匀而舒缓地呼吸，这里提一下，在做模具的时候，适当提醒自己放轻松，用最舒服的姿态，这样做出来的模具在实际使用时，会舒服很多。

放疗副作用应对：口水黏稠、口干舌燥——只能靠多喝水；喉咙、扁桃体发炎，口腔溃疡——可以找医生开一点康复新液。照射区皮肤损伤——提前准备医用射线防护喷雾。张口困难——放疗十来次以后能明显感觉口腔和颈部紧缩感，这个可以听从医生指导，每天按时做功能训练，一定要坚持。白细胞下降——按时复查血常规，实在太低可以打升白针。味觉丧失——这大概是我这个吃货最难忍受的事情，食不知味，各位病友可以学习我的经验，味道全靠想象，静待恢复。

最后想告诉各位病友千万不要谈癌色变，自暴自弃，抛开一切不切实际的想法，理性科学地面对疾病，坚定信心。最后真的非常感谢四川省肿瘤医院腹部放疗科一病区杨主任、郑医生和全体医护人员，是你们在我人生最低谷的时候，带给我直面生死的勇气。

八、患者之声：披荆斩棘的哥哥
——记一位胸腺癌患者的抗癌经历

癌症，一个多么可怕的词语。曾经觉得这个词语对于我来说仅仅是个名词而已，但它却真实地发生在了我身上。我是一名胸腺癌患者，目前正在接受抗癌治疗。

2022年6月，初夏的微风，湛蓝的天空，温暖的阳光……一切都是那么美好，可突如其来的意外打破了这美好的一切。当我知道自己得了癌症时，多想大声地哭、大声地闹，理智让我回归现实。脑袋里浮现出年迈的父母、年幼的女儿们，年仅42岁的我，平时身体很好，一有空就会健身，不抽烟、不熬夜，偶尔喝点啤酒。作息、饮食都有规律，我怎么就生病了，还是癌症呢？这或许是所有癌症患者都会反思的问题吧！

十年前，一位朋友的妈妈得了乳腺癌，他们当时就在四川省肿瘤医院进行的治疗，阿姨至今身体健康。于是我也选择了四川省肿瘤医院。我对于化疗和放疗并不了解，心里充满了不安和恐惧。在放疗中心的门口看着戴着帽子的患者，他们有说有笑，我好奇地上前询问："你们这是做什么治疗啊？"她们说："放疗啊！""放疗是什么？会痛吗？难受吗？"我继续问道，"不痛也不难受，就在机子上躺着，一会儿就好了。"听完他们说的再看着放疗中心墙上的宣传栏，我半信半疑地来到放疗中心，医务人员详细地给我介绍放疗的全过程，原来放疗就是放射治疗，利用增强 CT 精准确定肿瘤位置，一比一地制作身体模具，身体躺进加速器里，固定好模具，加速器通过放射线，杀死肿瘤细胞。相比化疗而言，放疗更加精准，副作用小。每次治疗 10 分钟左右，在治疗时医生们会在另一个房间里全程观察，有问题也会及时地发现并解决。医生根据我的病情制定了详细的治疗方案，一共放疗 25 次，每天一次，可以根据自己的时间选择放疗时间，治疗前半个小时到放疗中心门口签到就行。放疗时很轻松，我每次都是一个人来，不需要家人陪同，大大减少了家人负担。

放疗中心无论是医生还是护士，个个都很耐心，他们会叮嘱你放疗期间的饮食习惯、作息时间、皮肤保养等患者最担心或者是最想了解的问题，真正做到让患者无忧，让家人放心。

可能有些患者很想知道放疗后身体的反应或者身体会有什么不舒服的地方，于我而言，没有太大的反应，一日三餐胃口特别好，睡眠质量一如既往，照射部位也无异样，偶尔会有白细胞减少，这也是正常反应，不过打上升白针或者常喝五红汤都能恢复正常。

在上有老下有小的尴尬年纪，我身体虽然生病了，但是心理不能生病，要做一个健康的人，保持好的心态，积极配合治疗。愿以我的故事，激励正深陷泥泞的你，前途漫漫，我们一起加油！

愿所有的患者都能战胜病魔，向阳而生！